JN056311

改訂

ケアマネ必携！

医療知識ハンドブック

高齢者の病気とくすり

苛原 実 著

中央法規

はじめに

　私が在宅医療を始めてから25年が経過しました。この間、多くの在宅療養者やその家族と出会い、在宅医療の経験を積み、さまざまなことを学んできました。在宅医療を始めた当初は介護保険制度もなく、ケアマネジャーという職種もありませんでした。当時と比べると、在宅療養環境は格段に改善しています。何より、ケアマネジャーという、在宅療養者にとっての強い味方がいることが助かります。

　現在でもほぼ毎日在宅療養の現場に出かけて、多職種の方々と一緒に、地域で障害や疾病を抱えて暮らしている人たちを支えています。いろいろな人生に出会い、よりよい生活ができるように多職種で考えていくことは、やりがいのある仕事です。在宅療養はよいケアプランが組み立てられていると、明らかに生活の質が向上します。ケアマネジャーの役割が大切だということです。しかし、残念なことに、在宅療養者や家族に正しくアドバイスができずに、適切なケアプランが組み立てられていないことも散見します。医療知識をしっかりともつことで、これらの問題は解決できるのではないかと思っています。

　要介護状態となるのは何らかの疾病が原因であり、要介護者を支える医療と介護が必要であることは変わっていません。少子高齢化という社会状況の変化に応じて、支える医療の重要性が増しています。アドバンス・ケア・プランニング（Advance Care Planning：ACP）という新しい取り組みもできており、国はこれを「人生会議」と呼び推奨しています。ケアマネジャーとしても、時代の流れに対応しながら、ある程度の医療知識をもってケアマネジメントにあたっていかなければなりません。本書は、そのようなケアマネジャーにとって、入り口となる医療知識の本です。本書の特徴は、医療知識だけでなく、医療の視点から介護へのアドバイスを書いていることです。

　今回の改訂にあたり、薬の内容の見直しだけでなく、医師がケアマネジャーに期待していることの項目や、疾患の項目も新しく増やしました。

　本書が介護現場で働くケアマネジャーの方々の役に立ち、高齢者の皆様の生活の質の向上につながることを願っています。

いらはら診療所院長　苛原 実

Contents

改訂 ケアマネ必携！
医療知識ハンドブック
——高齢者の病気とくすり

はじめに

Chapter I
時代が求める在宅医療

1 在宅医療を取り巻く社会環境の変化……8
2 在宅医療を担うのはかかりつけ医？……10
3 在宅医療関連団体の流れ……12
4 在宅医療の理解を深めるために……13
5 多職種によるチームアプローチ……16
6 ケアマネジャーが医療知識を学ぶ目的……18

Chapter II
高齢者の心身の特徴と観察ポイント

01 高齢者の心身の特徴……20
02 高齢者によくみられる症状……22
　　発熱　熱を測る習慣をつけよう……22
　　脱水　水分量をチェック……24
　　食欲不振　3食べられなければ医療機関へ……26
　　便秘　便が出ているかをチェックしよう……28
　　嘔吐　吐き気が続く、頭痛や腹痛もあるなら医療機関へ……30
　　不眠　日中の活動性を保つ……32
　　めまい・ふらつき　立てない、動けない場合は要注意……34

Chapter Ⅲ
高齢者によくみられる疾患

01 高血圧……38

02 狭心症・心筋梗塞……43

03 慢性閉塞性肺疾患（COPD）……48

04 誤嚥性肺炎……54

05 喘息……60

06 インフルエンザ……63

07 結核……69

08 胃・十二指腸潰瘍……73

09 胆石症・胆嚢炎……77

10 肝炎・肝硬変……82

11 腎不全……87

12 尿路感染症……92

13 糖尿病……94

14 痛風……99

15 脂質異常症……103

16 ノロウイルス感染症……107

17 熱中症……112

18 脳血管障害……114

19 慢性硬膜下血腫……119

20 パーキンソン病……123

21 筋萎縮性側索硬化症（ALS）……129

22 認知症……135

23 高齢者のうつ病……141

24 変形性膝関節症……144

25 関節リウマチ……149

26 骨粗鬆症……155

27 腰部脊柱管狭窄症……162

28 フレイル・サルコペニア・ロコモティブシンドローム……167

29 疥癬……173

30 帯状疱疹……179

31 褥瘡……182

32 白内障・緑内障……185

33 末期がんの疼痛コントロール……190

Chapter Ⅳ
くすりのキホン

01 薬剤の種類と特徴、管理の留意点……198

02 薬剤投与のリスクマネジメント……205

Chapter V

連携上手になろう

1 医師との上手な付き合い方……214
2 訪問看護をうまく利用する……218
3 地域包括ケアシステムから地域共生社会へ……222

Chapter VI

在宅医療でみかける略語

索引……233

Chapter I

時代が求める
在宅医療

1 在宅医療を取り巻く社会環境の変化

　日本の人口は、2010年をピークに減少を始めています。2018年では約44万4000人の人口が減少しました。これは中堅都市ひとつ分に相当する人口であり、今後人口減少は加速していき、2050年頃には１億人を下回る人口になると予想されています。しかし、2040年頃までは高齢者人口は増加していきます。支える必要のある高齢者人口が増えて、支える側の人口が減っていくという非常に厳しい状態となります。

　人口減少の原因は、高齢者人口の増加による、死亡者数の増加です。死亡者数は2018年では136万2470人でしたが、2040年頃までは増加を続けます（**図1**）。しかも、死亡する人の多くは75歳以上の高齢者です。このことが社会や医療に与える影響は大きく、急変時に延命治療を望まない高齢者が増加しています。そのため、アドバンス・ケア・プランニン

図1　死亡数の将来推計

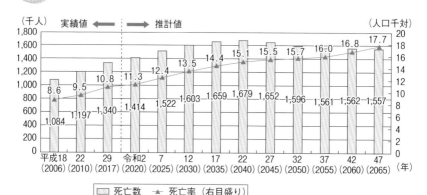

資料：2006年、2010年、2017年は厚生労働省「人口動態統計」による死亡数（いずれも日本人）。2020年以降は国立社会保障・人口問題研究所「日本の将来推計人口（平成29年推計）」の死亡中位仮定による推計結果（日本における外国人を含む）

出典：内閣府編『高齢社会白書 令和元年版』2019年、５頁を一部改変

グ（Advance Care Planning：ACP）なども積極的に行うように、国も推奨しています。また、急性期病院を退院して、地域のなかで障害を抱えながら生活をする人も増えており、在宅医療の必要性が高まっています。

　もう一つ注意が必要なことは、人口の減少や高齢者人口の増加は、地域により大きな差があることです。東京都、神奈川県、千葉県、埼玉県など大都市部では、高齢者人口の増加は著しいですが、地方では年少人口の減少により高齢化率は増加するものの、高齢者人口はそれほど増えず、徐々に減少していきます。つまり地域により状況は異なるために、地域に合わせた政策が必要になります。まさに地域包括ケアシステムと呼ばれるものです。まずは自分たちが住んでいる地域の実情をよく調べておくことが大切です。

　このような社会状況のなかで、医療に求められる役割も変化しています。急性期医療は高齢者の増加と壮年や若年人口の減少により、その必要性は減っており、むしろ終末期医療のあり方が問題となっています。かつて病院では心停止すると、心臓マッサージを行い、一分一秒でも長く生きられるようにする医療が当然のごとく行われていました。今では高齢者の老衰などでの死亡の場合、心停止時に心臓マッサージをすることはほとんどなくなり、静かに看取るようになってきています。

　地域で障害を抱えて暮らしていく人にとっては、病気を治すことよりも、生活の質を上げることが求められています。そのためには、かかりつけ医を中心として地域で完結する医療や介護が必要になります。さまざまな疾患のある高齢者の病気を治すのではなく、支える医療が求められているのです。

　超高齢社会、そして多死社会という社会の変化に伴い、医療や介護のあり方も変わってきました。そして、地域のなかで最後まで自分らしく暮らせるように、介護の役割が重要になってきています。これらのことをケアマネジャーの皆さんもよく認識をして、仕事に励んでいただきたいと思います。

2 在宅医療を担うのはかかりつけ医？

　在宅医療とは、利用者の生活の場に医療専門職が出向いて医療を提供し、利用者の生活の質を向上させるための、支える医療のことです。通常は疾病により病院に入院して、急性期の症状が落ち着き自宅に戻った後や、あるいはがんの末期で自宅での生活を望む場合、医師、看護師等さまざまな医療専門職が利用者の生活の場に出向き、一つのチームを組んでサービスを提供していきます。実際に在宅での生活を支えていくのは医療ではなく介護や看護であり、多職種や家族の協力なくしては成り立ちません。そのため本来は、利用者を長年外来で診ていて背景をよく理解しているかかりつけの医師が行うことが理想です。しかし、訪問診療を行わない開業医も多く、かかりつけ以外の医師が訪問することも少なくありません。

　在宅療養支援診療所（在支診）は2006年に創設された制度であり、在宅で療養する利用者に対して、24時間担保された在宅医療の提供を推進する目的で創設されました。これまで在宅医療を行っていた診療所で、一定の条件を満たせば在支診として登録可能となりました。在支診の届け出数は、順調に伸びて最大時には１万4845件ありましたが、2016年度の診療報酬改定で、在宅医療の報酬体系が見直され、総合管理料が大幅に引き下げられた影響で約1400施設減少しました。その後、在支診の届け出数は徐々に増えてきていますが、2019年６月の時点ではいまだ、ピーク時の届け出数まで回復していません（**図２**）。

　在宅療養支援病院（在支病）は2008年に創設された制度であり、一部の例外を除いて200床未満の病院で申請可能です。在支病は順調にその数を増やしており、2019年３月時点で1409施設あります（**図３**）。これは病院全体の16.7％を占めます。在支病が申請可能である200床未満の病院に限ると24.3％となり、病院が積極的に在宅医療に取り組んでい

図2 **在宅療養支援診療所の届け出の推移**

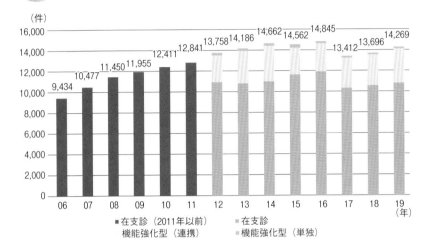

（件）

■在支診（2011年以前）	■在支診
機能強化型（連携）	■機能強化型（単独）

9,434　10,477　11,450　11,955　12,411　12,841　13,758　14,186　14,662　14,562　14,845　13,412　13,696　14,269

06　07　08　09　10　11　12　13　14　15　16　17　18　19（年）

図3 **在宅療養支援病院の届け出の推移**

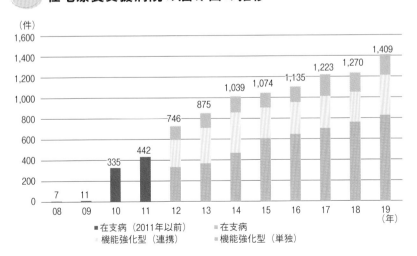

（件）

7　11　335　442　746　875　1,039　1,074　1,135　1,223　1,270　1,409

08　09　10　11　12　13　14　15　16　17　18　19（年）

■在支病（2011年以前）	■在支病
機能強化型（連携）	■機能強化型（単独）

ることがわかります。これは、2018年の診療報酬改定で、病院の在宅医療提供実績を要件とした、より高い入院料の区分けが設定されたことの影響が大きいとみられます。もともと病院は24時間稼働しているため、在宅医療の24時間担保を確保しやすく、在宅医療に取り組みやすい環境にあります。

　しかし、病院であると利用者の急変時に医師が往診をするよりも、救急車で病院に運ぶことが多くなりがちであり、地域に密着したよりきめの細かい在宅医療を提供するためには、やはりかかりつけ医が中心となるべきです。病院と診療所の医療連携により在宅医療の診療所医師の負担を軽減していくことも、必要になってきています。

③ 在宅医療関連団体の流れ

　在宅医療の関連団体には、在宅ケアを支える診療所・市民全国ネットワーク等、多くあります。2004年11月23日、公益財団法人在宅医療助成勇美記念財団が主催し、第１回在宅医療推進フォーラムが開催されました。このフォーラムで在宅医療に携わる専門職団体が一体となって在宅医療を推進することを確認しました。その後、会を重ねるごとに参加団体が増え、2015年３月１日に、日本在宅ケアアライアンス（Japan Home Health Care Alliance：JHHCA）が結成されました。これは、在宅医療を真摯に実践し、そのあり方を研究し、普及推進を目指す専門職が結成する団体による連合会です。2019年12月時点で、19団体が加盟しており、日本ケアマネジメント学会や日本介護支援専門員協会など、ケアマネジャーの団体も加盟しています（**表**）。同じ方向を向いた団体が緩やかな連合体を組むことにより、発信力を強めて在宅医療を推進していこうとするものです。さらに、2019年には、日本在宅医学会と日本在宅医療学会が合併をして、日本在宅医療連合学会が結成され、第１回の全国大会も開催されています。発足当時、日本在宅医学会は医師会員だ

けの会でしたが、現在では在宅医療は多職種で支えるものであるとの理解が進み、医師だけでなく、ケアマネジャー、看護師、行政職員など多職種が参加する会に変わってきています。社会の変化が学会のあり方を変えてきたのです。ケアマネジャーも、積極的にこれらの学会に参加をして、見聞を広めていくことが求められています。

表 JHHCA 参加団体一覧

一般社団法人　全国在宅療養支援診療所連絡会
一般社団法人　全国在宅療養支援歯科診療所連絡会
一般社団法人　全国訪問看護事業協会
一般社団法人　全国薬剤師・在宅療養支援連絡会
一般社団法人　日本介護支援専門員協会
一般社団法人　日本ケアマネジメント学会
一般社団法人　日本在宅医療連合学会
一般社団法人　日本在宅栄養管理学会
一般社団法人　日本在宅ケア学会
一般社団法人　日本プライマリ・ケア連合学会
一般社団法人　日本訪問リハビリテーション協会
一般社団法人　日本老年医学会
公益財団法人　日本訪問看護財団
公益社団法人　全国国民健康保険診療施設協議会
公益社団法人　全日本病院協会
特定非営利活動法人　在宅ケアを支える診療所・市民全国ネットワーク
特定非営利活動法人　日本ホスピス緩和ケア協会
特定非営利活動法人　日本ホスピス・在宅ケア研究会
日本在宅ホスピス協会

4　在宅医療の理解を深めるために

ACPについて

アドバンス・ケア・プランニング（Advance Care Planning：ACP）

は、事前医療・ケア計画、最近では人生会議などと名づけられています。これは、利用者自身とその家族、そして医療者や介護提供者などと一緒に、現在受けている医療や介護はもちろん、将来、意思決定能力が低下する場合に備えて、終末期を含めた今後の医療や介護について話し合うことや、本人に代わって意思決定をする人を決めておくプロセスのことです。

話し合いの時期

いつ話し合いを行うのかは難しい問題です。入院や施設入所をきっかけとして、話し合いを行うことは当然のことですが、必ずしもそのような機会がある人ばかりではありません。

人生の最期に至る軌跡には4通りが考えられます（**図4**）。がんなどではある程度予後が予測できるため、話し合いの機会をもつことは比較的容易ですが、慢性疾患だと、予後予測がつきづらく、話し合いのタイ

図4　人生の最期に至る軌跡

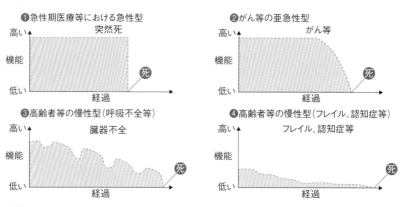

資料：Lunney, J. R., Lynn, J., Hogan, C., *J Am Geriatr Soc*, 50, pp. 1108-1112, 2002.
出典：日本学術会議臨床医学委員会終末期医療分科会「終末期医療のあり方について——亜急性型の終末期について」2008年より筆者作成

ミングが取りにくいことが多いです。さらに、急変することもあり、ある程度日常会話のなかで、自分の最期の迎え方、特に延命治療をどうするのかなどは話し合っておく必要があります。

ケアマネジャーの立場としては、援助を始める際に一度は ACP を行うことを念頭に置きましょう。利用者の意識がしっかりとしているときに、家族や多職種を交えて利用者のこれからの生き方や希望することを話し合っておくとよいでしょう。また、この話し合いは 1 回で終わりではなく、状況が変わったときは、再度行うことが必要になります。揺れ動く利用者の気持ちに寄り添うように、話し合いを続けながら援助をすることが大切です。

話し合う内容、話し合いのメンバー

ACP で話し合うことは、よりよく生きていくためにはどのようにしたらよいのかであり、決して延命治療を含めた、死に方の選択が目的ではありません。話し合いのメンバーは、利用者本人を含めた家族（家族はキーパーソンを含めてなるべくきょうだい全員が参加したほうがよい）、かかりつけ医、看護師、介護職、もちろんケアマネジャーも主要なメンバーとなります。

まずは、利用者の状況から話し合いを始めます。家族構成や暮らしぶり、さらに現在の病状や、これまでの病気の経緯などを共有します。そのうえで、利用者が大切にしたいことを確認します。具体的には、これからやりたいこと、あるいは行ってみたい場所、家族や大切な人に伝えておきたいこと、最期の時間をどこで、誰と過ごしたいか、意思決定に参加してほしい人などを聞いていきます。

最後に、医療やケアについての希望を聞きます。可能な限り延命を希望するのか、痛みや苦しみを和らげる治療を希望するのか、できる限り自然な形で最期を迎えたいのかなどです。しかし、病状の変化でこれらの希望は変わっていくため、繰り返し確認をすることが必要です。

ACPが必要な理由

　超高齢社会を迎えた日本では、亡くなる人の多くは75歳以上の高齢者となっています。その影響もあり、これまで終末期において当然のごとく行われてきた、延命治療を望まない人も増えてきています。利用者の人生の締めくくりの時期に、家族や医療者、介護提供者がどのように寄り添っていくのかが問われているのです。

注意する点

　ACPはこれからの生き方を前向きに考えるための話し合いです。そのなかに、最期の時期の医療や介護のあり方が含まれます。決して死に方の希望を聞くわけではないことを銘記してください。

　ACPはあくまで、利用者本人が主体であり、家族の希望を聞くことだけではありません。利用者が意思疎通困難な場合でも、これまでの生活のなかでの会話や生き方のなかから、本人であればどういう選択をするのかを推測していくことが大切です。

　また、病状は常に変化していき、利用者の気持ちも揺れ動きます。その気持ちに寄り添うためにも、繰り返し話し合うことが必要です。

　話し合いは、本人、家族を含めて、かかりつけ医が中心となり、看護師、介護職、ケアマネジャーなど多職種で、地域のなかで利用者の意思に添って支えていく視点が必要です。

　さらに、話し合った内容は文書に残しておくことも大切です。

5 多職種によるチームアプローチ

"協働"が必要なワケ

　在宅医療では、生活モデルの考え方を基本とした多職種協働（チームアプローチ）が重要です。

　多職種協働が必要となってきた理由として、医療モデルから生活モデ

ルへの転換だけでなく、一人暮らしや高齢者世帯が増加し、介護力を含めた家族機能が低下していることや、地域社会の横のつながりが脆弱化していることがあげられます。これまでは地域の助け合いで解決していた問題にも、社会資源の利用が必要になってきています。

多職種協働により、利用者の医療・介護ニーズだけでなく、社会的・心理的ニーズにも対応が可能となり、利用者の健康と QOL を向上させることができます。

リーダー＝ケアマネジャー？

在宅医療における"チーム"とは、利用者が安心して地域で暮らせるよう生活を援助していくことを目的とし、各職種がそれぞれの専門分野の能力を活かして、他の職種と調整をしながら目的達成のために力を合わせるグループのことです。このチームには、医療モデルのような医師を頂点としたヒエラルキーはなく、各職種はフラットな関係にあります。リーダーとは各職種間の調整役のことであり、多くの場合はケアマネジャーがその任にあたります。

また、チームで情報を共有していく仕事は、多職種の知識と技能を互いに分かち合う機会を増やし、高齢者ケアにかかわる仕事を、より豊かで楽しいものにします。

ハードルの正体は

しかし、多職種協働を実践することの難しさも、もちろんあります。それぞれの職種の専門教育は別々に行われるため、学生時代には異なる職種との交流はなく、専門用語も他職種にはなじみが少なく理解が難しい場合があります。

特に医療専門用語は介護職にはわからないことが多いようです。サービス担当者会議などでも、司会役であるケアマネジャーから医療職に、専門用語を多用せずなるべくわかりやすい言葉を選ぶことを依頼してお

きたいものです。

　特に医師は、顔を合わせる機会も少なく、ケアマネジャーにとってまだまだ敷居が高い職種かもしれません。勉強会や地域の専門職の集まりに積極的に参加し、依頼をしやすい、顔の見える関係を築くことも、ケアマネジャーの仕事の一つでしょう。詳しくはChapterV（213頁）をご参照ください。

6 ケアマネジャーが医療知識を学ぶ目的

　要介護状態の原因となるのは、ほとんどの場合、外傷か疾病であり、要介護状態の人は何らかの形で医療を必要としています。状態が徐々に悪化して、看取りの段階でも医療は不可欠です。

　もちろん、障害のある人の生活を支えているのは介護の力であり、生活が成り立たなくなれば医療も成り立ちません。障害があり地域で生活をする人にとって、医療と介護はどちらも必要不可欠なものです。

　また、ケアマネジャーが行う「ケアマネジメント」とは、短期的な視点だけでなく、その人の疾患や健康状態を踏まえた長期的な視点も必要です。さらに、障害のある人にかかわる以上、生命の危険からその人を守るための最低限の知識がなければ仕事はできないといえます。

　多職種協働においても、連携をスムーズに行うためには、医療や介護の専門知識はある程度必要になります。障害のある人のリハビリテーションを行う際なども、医療の知識をもっていることでケアプランに反映させることができます。このように、ケアマネジャーにとって医療知識はますます重要になっています。

Chapter Ⅱ

高齢者の
心身の特徴と
観察ポイント

高齢者の心身の特徴

身体的特徴

　高齢者の身体の特徴の第一に、「典型的な症状の出にくさ」があります。何となくいつもと違い元気がない、食欲がない、立てない、歩けないなどの症状から、病気が見つかることも少なくありません。違和感があればまず、熱はないか、脈は速くないか、呼吸数は変わりないかなど、**バイタルサインをチェック**して、健康状態を確認しておくことが大切です。

　さらに高齢者は、一つだけでなく複数の病気を抱える人がほとんどです。70歳を過ぎると、半数以上の女性には骨粗鬆症が起こります。高血圧、脂質異常症や変形性膝関節症などの加齢に伴う退行性変化による疾病も高頻度で合併してきます。複数の病気を抱えて、多種類の薬を飲んでいることもまれではありません。医療機関も複数にかかるため、同じような薬が重複して出ていることもあり、薬の管理が重要です。かかりつけ医だけでなく、**かかりつけ薬局**をもつことも大切です。

　もともとの基礎疾患から他の病気を発症することが多いのも特徴です。例えば、多発性脳梗塞を基礎疾患として嚥下障害を発症し、誤嚥性肺炎になる、といったことは頻繁にあります。

表	高齢者疾患の特徴
❶多くの疾患を合併している
❷疾患が治りにくく、慢性疾患が多い
❸症状が定型的でない
❹疾患によっては介護を要する状態になる
❺不定愁訴が多い
❻複数の薬剤を投与されていることが多い

精神・心理的特徴

　高齢になると、必ず家族や親しい人との死別を含めた**喪失体験**が起きます。どの年代でも死別はつらいものですが、高齢者にとって親しい人が亡くなることの精神的なダメージは大きく、うつ病を発症することもまれではありません。精神と身体が密接に関係しているため、うつ状態になって身体の不具合を訴えることもありますし、体調を悪くして精神的に不安定になることもあります。

　認知症も年齢に比例し発症する人が増えてきます。85歳以上では4人に1人は認知症になります。アルツハイマー型認知症などの初期の場合は、もの忘れを自覚して大きな不安を抱えていることがあります。

機能的特徴

　高齢者では**病気が慢性化**しやすく、障害として残りやすい傾向があります。肺炎による数週間の入院で、足が弱り歩けなくなる人もいます。必要以上にベッドに寝かせることは避けなければなりません。急性心不全が慢性化して心機能が改善せず、日常生活に支障をきたすようになることもあります。

社会的特徴

　高齢になると働くことが難しくなり、収入が少なくなる場合も多いです。虐待の問題が多くなるのも特徴です。親の年金を使ってしまうといった家庭内で起こる経済的虐待など、表に出にくいこともあります。

　さらに、核家族化により一人暮らしや高齢者だけの世帯も増加しています。このような場合、障害が進むと自宅での生活が難しくなります。

　また、認知症の人に限らず、高齢者は**環境の変化に弱くなる**ため、なるべく住み慣れた環境で過ごすことが望まれます。

02 高齢者によくみられる症状

発熱

熱を測る習慣をつけよう

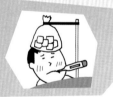

気づきと観察のポイント

　体温は基本的なバイタルサインで、利用者の健康に関する基本情報になります。体温測定を習慣づけましょう。何かあれば、例えば以下のような場合に、まず体温を測ってください。

- ☐ **急に歩けなくなった**
- ☐ **いつもより元気がない**
- ☐ **食事をあまりとらない**

　高熱によって急に歩けなくなるといったことは、よく起こります。体温は身体の調節機能によりほぼ一定に保たれていますが、高齢者の場合、**37.5℃以上を発熱**と考えます。

　しかし個人差があり、平熱が低い人では37℃の発熱でも、ぐったりすることがあり、逆に何ともない人もいます。体温そのものだけでなく、食事摂取の状態、歩行可能かどうか、などのことも併せて観察をしておく必要があります。

アセスメントのヒント

　発熱の原因として最も頻度が高いのは、感染症です。そのなかでも、呼吸器感染と尿路感染が原因として多いでしょう。

　呼吸器感染の場合は、軽症の上気道炎から肺炎までありますが、咳や痰などの症状を伴います。

　尿路感染の場合には、呼吸器症状はあまりなく、腎盂腎炎などでは急

に39℃台の高熱が出る場合があります。

対応のキホン

　発熱では本人がつらい場合には、クーリングで熱を下げるようにします。しかし、悪寒を伴うときなどではやめておきましょう。多くの場合、座薬などで無理に熱を下げることはしません。熱は身体が細菌やウイルスと戦っているために出ており、急に熱を下げることでそれらの菌が生き延びて病気が長引くこともあるからです。また、インフルエンザのように、薬を使うことで脳炎などの合併症が起きることもあります。発熱で薬などを使うときは医療職に相談するのが原則です。

参考：**クーリングの部位（3点クーリング）**

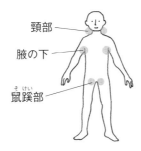

頸部
腋の下
鼠蹊部（そけい）

表 **発熱時によく使われるくすり**

分類	商品名
ピリン系解熱鎮痛薬	ＳＧ配合顆粒 座薬
非ピリン系解熱鎮痛薬	カロナール、アンヒバ、アルピニー、ＰＬ配合顆粒
非ステロイド性消炎鎮痛薬（NSAIDs）	アスピリン、サリチルアミド、ポンタール、ボルタレン、ロキソニン、インテバン、ハイペン

脱 水

水分量をチェック

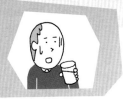

気づきと観察のポイント

　脱水は、身体のなかの水分や塩分が少なくなって起こる症状です。重度になると意識障害が起こります。

　脱水になったからといって、のどが渇くわけではありません。以下のような症状が多くみられます。

　□ いつもより元気がない
　□ 食欲がない

　人の身体では体重の60％程度が水分です。血液や筋肉のなかに蓄えられ、体温調節、老廃物の排泄、栄養を体内にとり込むなどの役割があります。

　高齢者では基礎代謝が低下して、代謝により生成される水分が減少す

図　人間の水分量

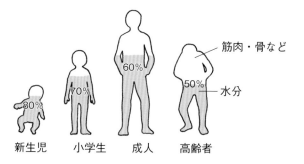

筋肉・骨など

水分

80%　70%　60%　50%

新生児　小学生　成人　高齢者

るだけでなく、細胞内に蓄えられる水分も減少し、筋肉内の水分も減ります。さらに、口渇中枢の感受性が低下するため、**のどの渇きを感じにくくなり**、水分摂取量も減ってくるのです。

　脱水かどうかは、以下の点を観察します。

- [ ] **皮膚がカサカサしていないか、いつもより皮膚の張りがなくなっていないか**
- [ ] **口のなかが乾燥していないか**
- [ ] **舌が乾燥していないか、表面に光沢がなくなっていないか**
- [ ] **腋の下が乾燥していないか**
- [ ] **下痢や嘔吐をしていないか**

　下痢や嘔吐がみられる場合は特に注意が必要です。また、下痢や嘔吐では水分だけでなく塩分などの電解質も同時に失うため、電解質を含むスポーツドリンク、塩分の多いみそ汁やスープなどで補給します。

アセスメントのヒント

　脱水は夏場だけでなく、冬場でも起こります。特に、利尿薬を飲むことが多い高齢者では、少しのきっかけでも起こりますので、常に脱水に注意をして、水分摂取を促すようにしてください。

対応・予防のキホン

　水分は最低でも**1日1000mL**は必要です。毎回の食事の際にみそ汁（150mL）とお茶（150mL）を、10時と3時頃もお茶（150mL）を飲むようにしてください。

　これでほぼ1日の水分量はカバーできます。また、手の届くところにペットボトルを置き、水分をいつでもとれるようにしておくとよいでしょう。

Chapter I
時代が求める在宅医療

Chapter II
高齢者の心身の特徴と観察ポイント

Chapter III
高齢者によくみられる疾患

食欲不振

3食食べられなければ医療機関へ

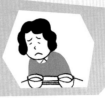

気づきと観察のポイント

　一般の成人でも、二日酔いなどで食欲がなくなることがありますが、高齢者でも食欲不振はよくある症状です。

　二日酔いなどでは、朝食だけでなく、昼食も食べたくないときもありますが、多くの場合、夕方になってくるとさすがにお腹がすくでしょう。高齢者の場合も同じです。1食食べられないだけならば様子をみてください。3食続けて食べられないときには、感染症などの病気の場合もあります。まず、熱を測るなど、バイタルサインをとってから**医療機関**にかかりましょう。

アセスメントのヒント

　さまざまな疾患の合併症以外に、薬の副作用で食欲不振が起こる場合があります。

　また、自分の不調をしっかり話すことができる人はよいのですが、認知症等があり、自分の訴えをうまく伝えられない人が食事をとれなくなったときは注意が必要です。

　認知症の人の場合には、大きく二つの理由があります。

　一つは、前述のように、①感染症や悪性腫瘍、胃腸障害などの合併症があるとき、もう一つは②認知症の進行があるときです。認知症が進行すると、顔面失行といって食事を咀嚼して飲み込むことができなくなる場合や、**嚥下反射そのものがなくなる**ことがあります。

　疾患の合併症以外にも、薬の副作用の場合があります（**表**）。食欲不振で医療機関にかかる場合、お薬手帳を忘れずに持って行ってください。

Chapter I
時代が求める在宅医療

Chapter II
高齢者の心身の特徴と観察ポイント

Chapter III
高齢者によくみられる疾患

表 消化管障害を起こしやすい薬剤

分類	商品名
非ステロイド性消炎鎮痛薬（NSAIDs）	ロキソニン、ボルタレン、ブルフェン、ポンタール
副腎皮質ホルモン剤	プレドニン、プレドニゾロン
ビスフォスフォネート製剤	アクトネル、ベネット、ボノテオ、ボンビバ、フォサマック
カリウム製剤	スローK

　高齢者が服用する機会の多いビスフォスフォネート製剤は、食道に長く停滞すると、食道潰瘍を起こす可能性があります。コップ１杯の水とともに服用し、服用後30分は横にならないように指導する必要があります。

認知症の人へのかかわり

　認知症の人の嚥下機能が悪化して、飲み込みができなくなった場合、末梢からの点滴では栄養が十分にとれないため、経管栄養をするかどうかの判断が必要になります。この判断は基本的には利用者自身が行いますが、認知症の人では判断が難しいことがほとんどです。そのような場合、本人に代わって家族が判断することになるでしょう。

　本人が判断でき、意思を伝えられる頃から、タイミングをみて、食べられなくなったときの処置について話し合うことも必要でしょう。実際に話題にすることはなかなか難しいかもしれませんが、切羽詰まってからではなく、将来に向けて前もって意思を明確にする努力をしておくことは、支援において大切になってきます。

　ケアマネジャーも、話題の自然な流れに沿って（利用者にとっては世間話のような形でも）、折りにふれ利用者や家族と、胃ろうなど延命治療を希望するかどうかを話しておくことが必要です。

便　秘
便が出ているかをチェックしよう

気づきと観察のポイント

　高齢者はもともと腸の動きが悪くなっているうえに、水分量が不足しがちです。そのため、便が固くなり、便秘になりやすいのです。

　便秘を自覚して、きちんと症状を話せる人であれば問題ありませんが、認知症があり便秘のことをうまく伝えられずに、不穏になる人も少なくありません。ですから、「いつ便が出たのか」を確認することが必要です。特に便秘になりやすい人では、気をつけて観察してください。

アセスメントのヒント

　便秘を起こしやすい薬剤もあります（**表**「便秘を起こしやすいくすり」）。特にがんの痛みを軽減する際に使う**オピオイド**はその代表であり、最初から便秘の副作用予防のために下剤を併用します（**表**「便秘のくすり」）。2017年には、オピオイド誘発性便秘症を改善する新しい作用機序の薬ができました（スインプロイク）。

　便秘を予防するには、適度な運動や水分摂取だけでなく、毎朝ある程度決まった時間に便器に座る習慣をつけることも大切です。ベッドで寝ている時間が多い人でも、座ることができるのであれば、必ず便器に座ってもらいます。寝ていると腹圧はかけられませんが、座ることで腹圧をかけることができて、便が出やすくなります。

対応のキホン

　便秘が続く場合は、次のような順番で対応していくことになります。
　①まず経口の下剤を使う

→②それでも出ない場合は、座薬を使う
　→③それでも出ない場合は、浣腸を使う
　　→④それでも出ない場合は、摘便（肛門から直腸へ指を入れて便をかき出す）を行う

　浣腸では血圧が低下してショックを起こすことがあるため、医師の指示を聞いて行うようにしたほうがよいでしょう。摘便は医療行為で、介護職が行うことはできないため、必要な場合は看護師が行います。

表　便秘を起こしやすいくすり

分類	商品名
抗がん剤	ビンクリスチン、ドセタキセル、ビンデシン、パクリタキセル、ビンブラスチン
消炎鎮痛薬	ロキソニン、ハイペン
オピオイド鎮痛薬	リン酸コデイン、塩酸モルヒネ、オプソ、MSコンチン、ソセゴン、レペタン

表　便秘のくすり

腸の粘膜を刺激する薬	ラキソベロン
便の水分量を増やす薬	酸化マグネシウム、マグラックス、マグミット
大腸の粘膜を刺激する薬	プルゼニド、アローゼン
座薬	新レシカルボン
浣腸薬	グリセリン浣腸液、ケンエーG浣腸液
腸への水分分泌を促進する薬	アミティーザ
腸の胆汁酸を増加させる薬	グーフィス
オピオイド誘発性便秘症を改善する薬	スインプロイク

嘔吐

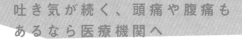

吐き気が続く、頭痛や腹痛も
あるなら医療機関へ

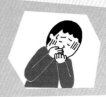

観察・対応のポイント

　嘔吐がある場合、1回吐いてスッキリし、その後は食事や水分がとれるのであれば、様子をみても大丈夫です。吐いた後も吐き気が続く場合、吐き気と頭痛や腹痛が合併する場合は、医療機関へ行きましょう。

　嘔吐でも、血を吐いた場合は緊急性があります。胃潰瘍からの出血や、肝硬変を原因とする食道静脈瘤（しょくどうじょうみゃくりゅう）の破裂の場合もあります。医療機関へすぐに連れて行ったほうがよいでしょう。

アセスメントのヒント

　嘔吐の原因はさまざまですが、最も多いのは胃腸障害など**消化器の異常**です。胃炎、胃潰瘍、腸閉塞、腸炎、すい炎、胆石症などの疾患が原因の7～8割を占めています。

　腎機能が低下した尿毒症や心筋梗塞、髄膜炎や脳卒中、緑内障などの眼圧の上昇、メニエール病などでも吐き気が出現します。

　胃に原因がある場合には、吐き気を抑えるために、胃酸の分泌を抑制したり、胃のはたらきを活発にしたりする薬が効果的です（**表**「吐き気を止めるくすり」）。腸閉塞を起こしているときも、吐き気を伴いますが、軽いと見逃されることもあります。

　また、薬剤が原因で吐き気を起こすこともあります（**表**「嘔吐や吐き気を起こしやすいくすり」）。吐き気があるときは念のため服薬情報を確認してください。

　冬場で吐き気と下痢が続く場合には、ノロウイルス感染症が疑われま

す。集団感染を起こしやすいため、直接嘔吐物や便に触れないようにするだけでなく、処置の後の手洗いを徹底しましょう。若い人であれば数日で治りますが、高齢者であると、嘔吐物を詰まらせたり、誤嚥による肺炎を起こしたり、脱水になったりして、重篤な症状になることがあります。

表 吐き気を止めるくすり

分類	商品名
中枢性制吐薬	ドラマミン、トラベルミン、ピレチア、ヒベルナ
末梢性制吐薬	ガスモチン、プリンペラン、ナウゼリン、ガナトン、ストロカイン
抗精神病薬	コントミン、ノバミン
5-HT$_3$受容体拮抗薬	カイトリル

表 嘔吐や吐き気を起こしやすいくすり

ジギタリス製剤	ジゴキシン、ラニラピッド
オピオイド鎮痛薬	塩酸モルヒネ、オプソ、MS コンチン
抗がん剤	シスプラチン、エンドキサン、ダカルバジン、コスメゲン
選択的セロトニン再取り込み阻害薬（SSRI）	ルボックス、パキシル
鉄剤	フェロミア

不眠

日中の活動性を保つ

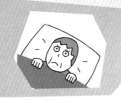

気づきと観察のポイント

　高齢者の場合、日中の活動性が低下するため、不眠に悩む人も多くなります。夜眠れないからといって昼寝を長時間すると、生活のリズムが崩れて、夜間の不眠が強くなることがあります。朝はきちんと起きて、日中の時間帯は身体を動かすなど、生活のリズムをしっかりとつくることをまず心がけましょう。

　認知症の人が夜間騒ぐからと、睡眠薬を追加して飲ませたりすると、朝起きられなくなり、かえって昼夜逆転の原因となることもあります。

　睡眠時間には個人差があります。要は睡眠の時間ではなく、睡眠の「質」です。主な判断のポイントは次の２点です。

- ☐ **朝目覚めたときにスッキリと起きられたか**
- ☐ **日中の活動に差し障りがないか**

アセスメントのヒント

　睡眠障害には四つのパターンがあります。

入眠障害：夜寝るまでに時間のかかる、寝つきの悪いタイプです。一度寝てしまえば、朝までよく眠れます。

熟眠障害：眠りが浅く、よく眠ったという満足感が得られないタイプです。

中途覚醒：夜何度も目が覚めるタイプです。睡眠中に何度もトイレに起きます。

早朝覚醒：朝早いうちに目が覚めて、その後なかなか寝つけないタイプ

です。これも高齢者に多い睡眠障害です。

対応のキホン

　高齢者の睡眠障害では、まず日中の活動性を高める努力をしてください。寝たきりの人でも、日中目が覚めたら、寝間着から普段着に着替えたほうがよいでしょう。着替えることで気分転換ができ、生活のリズムづくりに役立ちます。また、デイサービスの利用も非常に有効です。家とは異なる緊張感もあり、身体も動かします。家に帰る頃には適度の疲れが出て、その夜はゆっくりと寝られます。

　睡眠薬を適切に使えば、安全によく眠ることができます。眠れないと悩んでいるのであれば、薬を使うことも考えてみましょう。現在使われているものは、作用時間によって分けられています。入眠障害の人は、超短時間型か短時間型を、熟眠障害や中途覚醒、早朝覚醒の人は中間型か長時間型を使います。最近ではメラトニン受容体作動薬という、ふらつきや記憶障害の副作用が少なく、自然な睡眠のサイクルをつくる薬剤も出ています。また、オレキシン受容体拮抗薬であるベルソムラでは、覚醒中枢のはたらきを抑えることで、より自然な眠りに近い効果を発揮します（**表**）。

表 不眠でよく使われるくすり

分類	商品名
超短時間型	ハルシオン、アモバン、マイスリー
短時間型	レンドルミン、エバミール、リスミー
中間型・長時間型	サイレース、エリミン、ユーロジン、ベンザリン、ドラール
メラトニン受容体作動薬	ロゼレム
オレキシン受容体拮抗薬	ベルソムラ

めまい・ふらつき

立てない、動けない場合は要注意

気づきと観察のポイント

　めまい・ふらつきは高齢者に多い訴えです。グルグルと回転するようなめまいや、フワフワとした感じなど、その症状は多様です。多くのめまいは、それほど心配ありませんが、なかには脳の疾患が原因となる、脳血管障害や脳腫瘍などを起因とするめまいもあり、注意が必要です。

アセスメントのヒント

　めまいを訴える人の対応では、どのような症状であるのかを聞くことが大切です。

　回転性めまいは、自分の身体または大地があたかも回転しているような感覚です。激しい吐き気を感じることもあり、三半規管、前庭神経、脳幹の異常で起こります。

　浮動性めまいは、よろめくような、非回転性のふらつき感です。足元がフラフラして地面が揺れるような感じです。立っていられないほどではなく、症状そのものは軽度ですが、長時間続く傾向があります。小脳の異常や高血圧などで起こります。

　立ちくらみは、血の気が引き、意識が遠くなるような感覚です。起立性低血圧やアダムス・ストークス発作、血管迷走神経反射などでみられます。一瞬目の前が真っ暗になることもあります。これは、耳や脳の異常ではなく、脳に送られる血液の量が一時的に不足することで起こります。貧血やストレス、過労など自律神経のバランスが乱れると起こります。

　平衡機能障害は、立ち上がったときに、身体が傾いてしまう感覚で

す。反射系と中枢系の連携障害、体平衡系の異常により起こります。

　大切なことは、重症かどうかの判断をすることです。歩ける程度であれば心配ありません。ふらついて、立つのがつらい、嘔吐しているときは誤嚥に注意しましょう。立てない、動けない場合には入院が必要な場合もあります。

対応・予防のキホン

　多くのめまいはそれほど心配ありません。安静にして休んでいれば治まります。吐き気があるときは、身体を横にして、嘔吐をしたときに、誤嚥しないようにしてください。立ち上がったときに、ふらついて転倒することがあるため、立ち上がりの際には注意をしてください。ごくまれに、脳の疾患が原因となるめまいがあります。突然片側の手足に力が入らなくなったときや、ものが二重に見えたり、手足の感覚が鈍くなったり、まっすぐに歩けなくなったりしたときには、早期に医療機関を受診してください。

表　めまいのくすり

分類	商品名
鎮暈薬	メリスロン、セファドール
脳循環・代謝改善薬	セロクラール、アデホスコーワ、ケタス

めまいの予防法

①**生活のリズムを整える**：3食をきちんととり、早寝早起きをして睡眠時間も十分にとり、さらには、適度の運動をしてください。

②**ストレスをためない**：ストレスはめまいを起こしやすくします。疲れを感じたときはいつもより早く寝たり、休日は好きなことをしたり、

リフレッシュしてください。

③**アルコール、たばこを控える**：アルコールを飲みすぎると、平衡感覚が低下してめまいを誘発します。たばこに含まれるニコチンが血管を収縮させて、脳や内耳の血行が悪くなるからです。

④**身体をゆっくり動かす習慣をつける**：特に起き上がるときや立ち上がるときはゆっくりと動くように意識してください。

COLUMN　ベンゾジアゼピン（BZD）受容体作動薬の　
　　　　　　処方について

　2018年度の診療報酬改定において、ベンゾジアゼピン（BZD）受容体作動薬を1年以上連続して同一の用法・用量で処方している場合、処方料・処方箋料が引き下げられました。この影響で BZD 受容体作動薬の処方は減って、それ以外であるロゼレムやベルソムラの処方が増えています。もともと、BZD 受容体作動薬自体が、高齢者には好ましくない処方でした。なお、アモバンやマイスリーなど非 BZD 系薬とされる薬剤は、BZD 系薬と化学構造は異なりますが、同様に BZD 受容体に作用するため、BZD 系薬の分類となっています。

Chapter Ⅲ

高齢者に
よくみられる疾患

01 高血圧

頻度の高い病気で、日本では約4300万人、国民の約3分の1にあたる患者がいるとされています。

◉ 種類と診断基準

- 高血圧の90％は、遺伝、食事やストレス、生活習慣などがからみ合って起こる**本態性高血圧**です。
- 大動脈狭窄症や腫瘍によるホルモン異常など、高血圧にはっきりした原因がある場合は**二次性高血圧**と呼んで区別します。
- 日本高血圧学会の「高血圧治療ガイドライン2019」による診察室血圧の降圧目標値は、収縮期血圧（上の血圧）／拡張期血圧（下の血圧）が**130／80mmHg未満**（家庭血圧では125／75mmHg未満）です。
- 糖尿病などの合併症がある場合の降圧目標値も、**130／80mmHg未満**（家庭血圧では125／75mmHg未満）です。
- 人の血圧は運動時や安静時などで常に変動し、1日のなかでも早朝は高く、夜間は低い傾向にあります。一時的な血圧の上昇は高血圧ではなく、高血圧は**血圧が一定以上高い状態が継続すること**です。診断には少なくとも1日2回以上の測定を継続して行います。
- 胸部レントゲンや心電図、採血などの補助診断も必要です。

表 成人における血圧値の分類

分類	診察室血圧（mmHg）			家庭血圧（mmHg）		
	収縮期血圧		拡張期血圧	収縮期血圧		拡張期血圧
正常血圧	＜120	かつ	＜80	＜115	かつ	＜75
正常高値血圧	120-129	かつ	＜80	115-124	かつ	＜75
高値血圧	130-139	かつ／または	80-89	125-134	かつ／または	75-84

資料：「高血圧治療ガイドライン2019」より筆者作成

家 庭 で の 血 圧 (家 庭 血 圧) を 重 視

● 診察室では緊張して血圧が高くなる白衣高血圧や、逆に高血圧なのに低くなる仮面高血圧もあるため、現在は**家庭血圧を重視**します。

● 日本高血圧学会から家庭で血圧を測定する際の指針が次のように示されています。

　①上腕で測る血圧計を推奨。手首や指用の血圧計は避ける

　②朝は、起きてから１時間以内、排尿後、朝食と服薬の前に測る

　③夜は、寝る前の安静時に測る

　※②、③はいずれの場合も座って１～２分の安静後に測る。

　④朝夜の任意期間の平均値によって評価する

● 家庭では、やや低めとなるため、**125 ／ 75mmHg 以上**を高血圧としています。

治 療

● 75歳以上の高齢者の場合の診察室血圧の降圧目標値は、**140 ／ 90mmHg**（家庭血圧では135 ／ 85mmHg 未満）です。

● 高血圧に起因した自覚症状があまりないため、治療をしない人も多いのですが、高血圧の状態が長く続くと、**脳梗塞**や**心筋梗塞**、**腎不全**などの発症リスクが高くなるため治療は必要です。

● 高血圧の治療は、以下のようなものがあります。

　❶**食事療法**：減塩食を主とする。塩分摂取量１日６ｇ未満

　❷**運動**：軽強度の有酸素運動を毎日30分、または週180分以上

　❸**減量**：BMI 25未満

　❹**禁煙**

　❺**アルコール制限**：エタノールとして、男性は１日20～30mL 以下、女性は１日10～20mL 以下に制限

薬 物 療 法

- 前頁の❶〜❺などの治療を行っても高血圧が続く場合は、**薬物療法**を開始します。
- 高血圧薬は種類が多いうえ、科学的根拠に基づいた選択が必要なため、内科医から処方を受けることが必要です。

よく使われるくすり

分類	商品名
カルシウム（Ca）拮抗薬	アダラート、ノルバスク、アムロジピン、ペルジピン、バイミカード、ニバジール、ヒポカ、ヘルベッサー、カルブロック
アンジオテンシンⅡ受容体拮抗薬（ARB）	ブロプレス、ニューロタン、ディオバン、ミカルディス、オルメテック、イルベタン、アバプロ、アジルバ
ACE 阻害薬	レニベース、セタプリル、インヒベース、ロンゲス、ゼストリル、カプトリル、チバセン、タナトリル、エースコール、コバシル、オドリック
利尿薬	フルイトラン、ベハイド、ナトリックス、アレステン、バイカロン、アルダクトンA
β遮断薬	セレクトール、テノーミン、セロケン、ロプレソール、メインテート、ケルロング、セクトラール、インデラル、ミケラン
α遮断薬	ミニプレス、デタントール、バソメット、エブランチル、カルデナリン

α β 遮断薬	アロチノロール塩酸塩、ローガン、アーチスト、トランデート
ARB・利尿薬配合剤	プレミネント、コディオ、エカード、ミコンビ
ARB・Ca 拮抗薬配合剤	エックスフォージ、ユニシア、ミカムロ

 チームケア・連携のポイント

測定値を勝手に判断しない

- デイサービスや自宅での入浴介助の際、介護職はサービス提供のために日常的に利用者の血圧を測りますが、**測定値に対する判断は医行為**なので、血圧が高い場合などは医師や看護師に相談してください。
- 高血圧で投薬治療中の人は医療機関から**血圧手帳**をもらっていることがほとんどです。デイサービス等でも血圧の測定値をこの手帳にも記載をすると、かかりつけ医も判断材料が増えて助かります。

 ここを観察！

症状はほとんどない！

　血圧が高いだけで症状はほとんどありませんが、脳卒中などの合併症の引き金になるため注意が必要です。

□サービス提供時に血圧が高いこと（160 / 100mmHg 以上が目安）が
3 回以上続く場合
⬇
かかりつけ医に投薬内容などについて相談を

□サービス提供時に血圧が低いこと（収縮期血圧が100mmHg 以下が目安）が３回以上続く場合

かかりつけ医に投薬内容などについて相談を

□血圧の値が不安定な場合

服薬ができているかどうか観察
→薬が飲めていない場合には、認知症などの有無も含め医師に相談を

Check!
医療用語

【BMI】身長と体重から計算される世界共通の肥満度の指標のこと。体重（kg）／身長（m）^{2}

COLUMN カルシウム拮抗薬の飲み合わせ

　カルシウム（Ca）拮抗薬は、グレープフルーツやその加工品（ジュースなど）と同時に摂取すると、効果が強く出て、頭痛、めまい、ほてりなどの症状が出ることがあります。これは、グレープフルーツのなかに含まれる成分により、血液中の薬の濃度が上がり、通常よりも薬の効果が強く出るためと考えられています。ですから、カルシウム拮抗薬を服用している間は、グレープフルーツやその加工品をとらないようにしたほうがよいのです。

02 狭心症・心筋梗塞

虚血性心疾患の代表的な疾患です。

狭心症と心筋梗塞

● 身体の隅々まで血液を運ぶポンプが心臓です。この心臓を動かすために酸素と栄養を供給する三つの重要な血管を**冠動脈**と呼んでいます（図）。

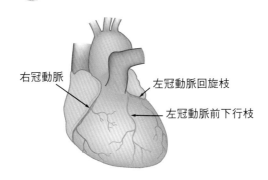

図 心臓と三つの冠動脈

右冠動脈

左冠動脈回旋枝

左冠動脈前下行枝

● この冠動脈の一部が狭くなって、血流が少なくなり、**栄養が十分に行きわたらなくなった状態を狭心症**といいます。

● この冠動脈が詰まり、血流が止まって**心筋の一部が壊死した状態を心筋梗塞**といいます。

狭心症

症状

● **胸の中央部が締めつけられるような痛みや圧迫感**で、階段を上ったり、急ぎ足で歩いたりしたときに現れます。

● **少し休むと症状がなくなる**のが特徴です。

診 断

- 安静時には異常所見が出ないため、狭心症の検査は、トレッドミル（ルームランナー）などで運動負荷をかけて心電図を観察します。
- また、**ホルター心電図**で、24時間心電図を記録することもあります。
- 心臓超音波（心エコー）検査は身体への負担が少ないため、よく行われます。

心 筋 梗 塞

症 状

- **激しい胸痛**が代表的です。
- **高齢者では胸痛を伴わないことが多い**という特徴があるため、見逃さないよう注意が必要です。
- **吐き気、呼吸困難、動悸、失神**などもあります。
- 心筋梗塞による**放散痛**で**左肩痛**が現れることもあります。

診 断

- 検査には、血液検査、心電図、胸部 X 線検査、CT 検査、心エコー検査、心臓シンチグラム検査、そして心臓カテーテル検査などがあります。
- 血液検査は重要で、心筋梗塞では**トロポニン T、CK**、GOT、LDH などの数値が上昇します。
- 血液検査と心電図および胸部 X 線検査で、心筋梗塞はほぼ診断できます。
- 心臓カテーテル検査は、腕や太ももの動脈から挿入したカテーテルを心臓の冠動脈まで進めて造影剤を注入し、血管の詰まり具合を確認します。検査と同時に、カテーテルで血栓を溶かす薬を注入したり、血管を広げる治療をしたりすることもできます。

◉ 治療

● 狭心症と心筋梗塞の治療には、**バイパス手術**などの手術があります。

● 狭心症や心筋梗塞の危険因子に、**高コレステロール血症、高血圧、糖尿病、家族の病歴、喫煙、運動不足、肥満**などがあります。また、女性より男性に多いことが特徴です。

● 喫煙、運動不足、肥満は努力で改善できます。高血圧や糖尿病、高コレステロール血症は治療で改善できます。まずはこれらの**危険因子を少なくする**ことが大切です。

よく使われるくすり

> 口腔内が乾いた高齢者等では、口腔内噴霧薬（ミオコールなど）を使ったほうがよい場合も

分類	商品名
硝酸薬 **（いわゆる「ニトロ」）**	ニトログリセリン、ニトロペン、ニトロール、アイトロール、バソレーター、フランドル
貼付剤 **口腔内噴霧薬**	フランドルテープ、ミリステープ、ニトロダーム TTS、ミオコール ミオコール
抗血小板薬	プラビックス、パナルジン、バイアスピリン、プレタール、バファリン、ソルミラン、エフィエント
カルシウム（Ca）拮抗薬	ノルバスク、アムロジン、バイミカード、アダラート、ヘルベッサー、コニール、ワソラン

β遮断薬	セロケン、テノーミン、メインテート、インデラル、ミケラン、アドビオール
その他	シグマート、ペルサンチン、コメリアン、ロコルナール

 生 活 上 の 留 意 点

- 狭心症・心筋梗塞の予防には、**動脈硬化の予防**が大切です。そのためふだんから血圧、脂質異常症、糖尿病の管理を心がけることが大切です。
- 禁煙、バランスのよい規則正しい食事の習慣、塩分や脂質、コレステロールをとり過ぎない、適正体重の維持、適当な飲酒、1日20分以上の歩行等の運動、ストレスをためない、などに留意してください。

チ ー ム ケ ア ・ 連 携 の ポ イ ン ト

- 狭心症の既往がある利用者の場合には、**サービス提供事業者にそのことを周知**しておき、発作時に使うニトロの場所を確認するなど、発作が起こる前の準備をしてください。
- 訪問系サービス事業者には、サービス提供の際に**ニトロの保管場所**を確認しておくよう注意喚起します。
- ニトロで効果が出ずに、状態が悪化する場合には、躊躇（ちゅうちょ）しないで救急車の出動を要請してください。

ここを観察！

□ニトロを使っても胸痛が改善しないが、悪化もしない場合

↓

狭心症以外の病気の場合もあるため、かかりつけ医に状態について報告と相談を

Check!
医療
用語

【ホルター心電図】小型の心電図を携帯して、24時間の心電図を持続的に記録し、コンピューター解析で不整脈や狭心症を診断する検査のこと

【放散痛】病気の原因部位とはかけはなれた部位に現れる痛みのこと

【トロポニン T】心筋の筋収縮に関与するたんぱくで、心筋梗塞発症初期から高値を示す

【CK】クレアチンキナーゼの略称。CK は筋肉中に存在する酵素で、CK‐MM、CK‐BB、CK‐MB の三つのタイプがあり、心筋梗塞では CK‐MB が高くなる

03 慢性閉塞性肺疾患
(Chronic Obstructive Pulmonary Disease : COPD)

日本では男性の死因の10位以内に入る呼吸器疾患で、近年は高齢者で増加傾向にあります。

● 疾患概念

かつては別々の疾患と区別されてきた**肺気腫と慢性気管支炎を合わせた疾患概念**です。両疾患とも喫煙などで有害物質を長期に吸入することで生じた肺の炎症疾患で、両者がさまざまに合併していることが多く、慢性閉塞性肺疾患と呼ぶようになりました。

肺気腫
- 肺胞が壊れて気道が支えられず、空気を吸うことはできても空気を吐き出すことが十分にできなくなる病気です。

慢性気管支炎
- 気管支の炎症により粘液が生産過剰となり、気道が閉塞して空気の吐き出しが困難になる病気です。

図 肺のしくみ

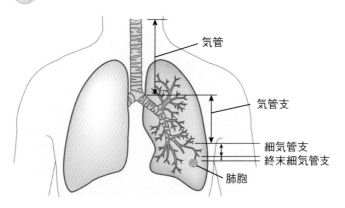

気管
気管支
細気管支
終末細気管支
肺胞

● 主な症状と経過

- **初期は無症状**ですが、少し運動したときに次第に息切れが出てきて、病状が進行すると歩行だけでも息苦しくなってきます。
- 徐々に**痰や咳**が多くなります。

- COPD の 7 割の人に**体重減少**があり、体重が減ると**呼吸不全や死亡リスクが高く**なります。
- 重度化してくると、**肺炎を合併**することが多くなり、難治性となってきます。

◉ 原 因

- 喫煙など、有害物質を長期に吸入することで生じます。
- 体重減少の原因は、換気障害により呼吸筋酸素消費量が増大することで代謝が亢進し、エネルギー消費量が増えるためです。

◉ 診 断

- 呼吸機能検査では、肺気腫病変と慢性気管支炎が複合的に作用して、肺から空気が出しにくい**気流閉塞**の状態を示します。
- 診断には気管支拡張薬を吸入後、**スパイロメトリー**で**1秒率**が70％以下で、他の疾患にあてはまらないことが必要となります（**図**）。

図 **スパイロメーターを使った呼吸器検査**

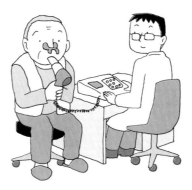

- 胸部単純 X 線写真は除外診断や進行した病変の診断に有効ですが、早期には異常が見つからないことが多くあります。
- **パルスオキシメーター**で**酸素飽和度**を非侵襲的（痛みや危険を伴なわず）に連続して測定できますが、換気状態の確認には**動脈血ガス分析**が必要となります。

◎ 治 療

- **気管支拡張薬**や**ステロイド薬**の投与が行われます。
- 進行すると血中の酸素飽和度が低下して心不全などを合併するため、**酸素療法**を行います。
- **在宅酸素療法（HOT）**は保険適用で、医師の指示で導入可能です。
- **禁煙指導**は初期の段階から必須ですが、その他に呼吸リハビリテーションや栄養指導なども必要となります。
- 重度化した場合は換気補助療法として在宅人工呼吸療法（HMV）などを導入することもあります。
- 体重が減ると呼吸不全や死亡リスクが高くなるため、積極的な栄養補給療法も必要です。

図 **在宅酸素療法（HOT）**

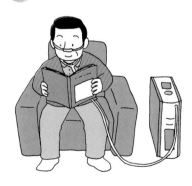

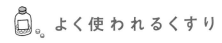 よく使われるくすり

気管支拡張薬

分類	商品名
抗コリン薬	スピリーバ、シーブリ、エクリラ、エンクラッセ
交感神経刺激薬	オーキシス、オンブレス、セレベント
テオフィリン薬	テオドール、アプネカット、ユニフィルLA、ユニコン、テオロング、スロービッド、コルフィリン、ネオフィリン
ステロイド薬	フルタイド、プレドニン、プレドニゾロン、パルミコート、キュバール、アドエア
喀痰調整薬	ビソルボン、ブロチン、ムコフィリン、ゼオチン、ムコダイン、クリアナール、アレベール、ムコソルバン、ムコサール

生活上の留意点

全身疾患としてとらえる

● 高齢者の場合、栄養障害だけでなく、血管疾患、認知症、骨粗鬆症などとの合併がある**全身疾患**と考えたほうがよいでしょう。

酸素吸入療法は本人・家族の理解が必須

- COPD の治療で行われる酸素吸入療法は、留意事項が多いため、患者本人と家族の理解が重要です。
- 認知症のある人では、**酸素流量を勝手に変えない**よう、酸素吸入中は**たばこなどを吸わない**ように常に注意をすることが必要です。
- 酸素流量を上げ過ぎると、二酸化炭素がたまり過ぎて逆に病状を悪化させることもあります。
- 酸素吸入中の喫煙で**火事などの事故**につながるケースもあります。

感染症に注意

- 肺炎などにかかりやすいため、規則正しい生活を心がけ、**風邪予防のマスクや手洗い**をするように話してください。
- インフルエンザの予防注射は COPD の増悪による死亡の確率を50％低下させるという報告もあり、必ず接種するよう勧めてください。
- 肺炎球菌ワクチンは、65歳以上の高齢者の定期接種ワクチンです。60歳から64歳で心臓・腎臓・呼吸器・免疫機能障害がある身体障害者手帳1級相当の人も対象者です。

まず禁煙

- 禁煙が治療の第一歩です。医師が3分の禁煙アドバイスをするだけでも禁煙率は上昇します。ケアマネジャーからも禁煙を勧めましょう。

チームケア・連携のポイント

禁煙治療が必要な場合は医師に相談

- 禁煙治療では**薬物療法**もあります。
- 条件を満たせば**保険給付の対象**になります。禁煙外来のある医療機関に相談してもよいでしょう。

03

Chapter I
時代が求める在宅医療

Chapter II
高齢者の心身の特徴と観察ポイント

Chapter III
高齢者によくみられる疾患

● 酸素療法をしている人は、禁煙は当然ですが、火の元に注意をするように担当者間で情報共有をしてください。

 ここを観察！

☐ **COPD で急性増悪を起こしていないか**

息苦しさが悪化して動くのが難しくなったり、急に発熱したりする
→医師・看護師に相談したり、医療機関に連れて行く

☐ **痰の量が増えて、痰の状態も黄色が強くなってきた場合**

呼吸器感染症も疑われるため、医師や看護師に報告をして指示を仰ぐ

☐ **呼吸苦や意識障害などが起きる場合**

パルスオキシメーターの値が正常でも、二酸化炭素がたまっている可能性があるため、医師に報告を

Check!

医療
用語

【気流閉塞】空気が気道から出しにくくなっている生理的状態
【スパイロメトリー】スパイロメーターで行う肺活量や換気量
を測定する検査
【1秒率】最初の1秒に吐き出した息の量が、努力をして吐き出した
空気量に占める割合のこと
【酸素飽和度】血液中のヘモグロビンが酸素と結合している割合のこと。正常では90％以上

04 誤嚥性肺炎

高齢者に多い肺炎です。肺炎は高齢になるほど重篤となりやすく、90歳以上では死因の3位以内に入ります。

◉ 主な症状

- 発熱、倦怠感、食欲不振などの**全身症状**と、咳、胸痛、呼吸困難などの**呼吸器症状**があります。
- 高熱が出ることは少なく、「**いつもより元気がない**」「**食欲がない**」などの症状の場合が多いです。
- 嚥下状態が悪化してくると、食事中の咳き込みやむせ、**食後に痰が出る**などがあります。

◉ 原 因

- 飲み込みの状態が悪くなり、**咳嗽反射**（がいそうはんしゃ）も低下して、口腔内の細菌が食物や唾液とともに肺に入り込むことで起こります。胃では栄養となる食物も、清潔な臓器である肺のなかでは、細菌のかたまりとなり、肺炎を起こします。

図 嚥下のしくみ

◉ 嚥下：食物を口から胃まで運ぶ運動のこと

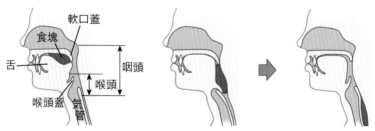

軟口蓋／食塊／舌／咽頭／喉頭／喉頭蓋／気管

❶食物が舌の上に集められる（食塊）

❷食塊が咽頭に送られると、気管に入り込まないように声門（喉頭蓋）が閉じる。喉頭が舌根に引きつけられ、舌根も前上部に動き、食塊が食道に送られる

- **脳梗塞後遺症やアルツハイマー病**などの**基礎疾患**があると、嚥下機能が低下し、発症しやすくなります。

◎嚥下障害が重度になると、食事とは関係なく、寝ている間などに唾液を誤嚥することで肺炎を起こすこともあります（**不顕性誤嚥**）。

◉ 診 断

◎肺の聴診や血液検査だけでは診断が困難な場合が多く、**胸部X線（レントゲン）検査**が必要です。胸部X線検査でもわかりにくい場合には胸部CT検査が行われます。

◎誤嚥性肺炎を繰り返す場合には嚥下状態の検査が必要です。スクリーニング検査としては反復唾液嚥下テストや水飲みテストなどがあります。

参考：**スクリーニング検査の内容**

◎反復唾液嚥下テスト：被検者の喉頭隆起部に指腹をあて、30秒間嚥下運動の回数を測る検査で、嚥下に伴い喉頭隆起部が移動することを確認します。

◎水飲みテスト：冷水3mLを飲んでもらい、むせの有無と飲み方を評価します。

◎嚥下障害が重度化した場合には、X線透視下で造影剤を飲み込んでもらう**ビデオ嚥下造影法**（Videofluorography：VF）、誤嚥性肺炎や、直視下で嚥下状態を観察する**嚥下内視鏡検査**（Videoendoscopic examination：VE）などが必要となります。

◉ 治 療

◎まず**食事を止めて**、誤嚥の原因を少なくしてから、**抗生物質**の投与を行います。

◎食事を止めるため、多くの場合は入院をして点滴を行うことが必要です。

◎血中酸素濃度が低い場合には、酸素投与も行われます。

よく使われるくすり

抗生物質

分類	商品名
ペニシリン系薬	ビクシリン、ペントシリン
セフェム系薬	ケフレックス、セフゾン、バナン、フロモックス
マクロライド系薬	クラリス、クラリシッド、ジスロマック
テトラサイクリン系薬	ミノマイシン、レダマイシン、ビブラマイシン
キノロン系薬	クラビット、シプロキサン、ガチフロ、アベロックス、ジェニナック

嚥下機能改善薬

商品名
シンメトレル、タナトリル

 生活上の留意点

あまり症状がなくても注意が必要

- 元気がない、食欲がないなどの症状しか出ないこともあり、**食事の際のむせ**がないかなども常に注意をしておく必要があります。

予防方法

- 再発防止や予防には、**口腔ケア**が大切です。歯や粘膜をきれいにしておくことで、**口腔内の細菌を減らす**ことができます。
- **舌、歯肉などを歯ブラシやスポンジブラシで刺激**することで、唾液の分泌促進や**嚥下反射**を誘発し、誤嚥の予防にもなります。

食事と姿勢

- **食事の形態**も重要です。嚥下の状態に応じて、刻み食、ペースト状、ゼリー状と形態を変えます。
- 液体は誤嚥をしやすく、**トロミ**をつけることも必要です。
- 食事の際の**姿勢**も重要で、可能ならいすなどに腰かけて食べることが一番です。
- 座れない場合はベッドをなるべく起こし、**首がやや前屈**になると誤嚥が少なくなります。
- 食事が終わってもすぐに横にならず、しばらくは上体を上げたままにしておきます。

嚥下体操で予防

- 嚥下の状態の改善に、食事の前に口の周りの筋肉や舌の動きをよくする体操がおすすめです。具体的には、次の①～⑨のとおりです。
  ①**顎の運動**：口を大きく開け、閉じる運動を繰り返す
  ②**唇の運動**：唇をきゅっと力を入れてすぼめ、次に唇の両端をめいっぱい引き上げる
  ③**頬の運動**：空気が漏れないようにして頬をいっぱい膨らませ、次に口を閉じたまま頬をへこませる
  ④**舌の運動**：舌をできるだけ前に出し引っ込める運動を繰り返す。舌を左右の唇の端に交互に強くつける。さらに、舌の先をできる限り上げ下げする（**図**）
  ⑤**肩の運動**：両肩を一緒に上げ下げする
  ⑥**首の運動**：ゆっくり顔を上げて上を見てから、顔を下に向ける。左右にゆっくりと首を回す
  ⑦**深呼吸**：鼻から息を吸って、口からゆっくりと息を吐く
  ⑧**咳の練習**：いっぱい息を吸った後、お腹に力を入れて一気に咳をする
  ⑨**唾液飲み込み**：軽く顎を引きゴクンと唾液を飲み込む

図 嚥下体操（舌の運動）

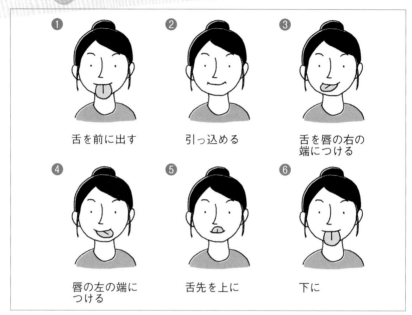

❶ 舌を前に出す

❷ 引っ込める

❸ 舌を唇の右の端につける

❹ 唇の左の端につける

❺ 舌先を上に

❻ 下に

①～⑨までそれぞれ5回で、全部で3分程度の時間がかかります。時間がないときは④**舌の運動**（**図**）だけでも行ってください。

チームケア・連携のポイント

● 誤嚥が疑われたら、**歯科医と連携**をとることが大切です。嚥下状態をみる検査だけでなく、口腔ケアの介護職や看護職への指導についても相談しましょう。

● 嚥下状態に応じて食形態を変えていくため、**管理栄養士との連携**がポイントとなります。なかには、生活の場まで来て訪問栄養指導をしてくれる管理栄養士もいます。訪問診療に積極的な診療所などに相談を

してみてください。

 ここを観察！

□**食事に時間がかかっていないか、食後、口のなかに食物残渣がないか などを観察**

食物残渣があったり、体重が減っていたりする場合
→医師に誤嚥が始まっていないか相談を

□**誤嚥が疑われる場合**

脱水に注意
誤嚥が出てくると、水が飲みにくくなります。水分をとろうとするとむ せてしまうので、脱水になっていきます。
→肌がカサカサしていないか、腋の下が乾いていないかなどを観察

Check!

医療 用語

【咳嗽反射】 異物が気管に入ると、咳でそれを取り除こうとす る反射のこと
【嚥下反射】 口のなかでひとかたまりとした食物を、のどから食道ま で運ぶ運動を起こす反射のこと

05 喘息

喘息は乳児から高齢者まであらゆる年齢層で発症する、慢性的な気管支の炎症です。呼吸困難の発作が起こって、時として死に至るケースもあります。

主な症状と経過

- **咳**や**息切れ**、発作時の**呼吸困難**が主な症状です。特に激しい動きをしたときや就寝時、早朝に発作は起こりやすくなります。
- 発作時では、空気を吸い込むときに「ヒューヒュー、ゼーゼー」といった特徴的な喘鳴(ぜんめい)が聞かれます。
- さらに呼吸が苦しくなると、横になっていられずに、座らなければ呼吸ができなくなります。

原因

- 環境や体質による気道炎症から気道の過敏症を原因として、**気流制限**が起こり、喘息を発症します。
- 喘息発作を繰り返すと、炎症反応による気道壁の傷害が進み、喘息症状の**重症化や慢性化**が進行します。

診断

- 診断は、発作時の喘息特有の呼吸困難を伴う喘鳴で比較的容易につきます。
- 高齢者では**慢性閉塞性肺疾患（COPD）との鑑別診断**が必要となります。

治療

- 喘息発作を起こさないようにする**予防が最も大切**です。
- 薬物療法では、①喘息発作が起こらないようにする薬、②発作が起こったときに使う薬の二つに大別されます。

- 軽度の喘息発作では、気管支拡張薬の**ネブライザー**や**吸入薬**を使います。効果が不十分なときは**ステロイド薬**を使います。
- 高血圧などの治療で使われる β 遮断薬は、喘息患者には使えません。

 ## よく使われるくすり

分類	商品名
ステロイド薬（吸入薬）	パルミコート、フルタイド、キュバール、オルベスコ、アドエア
抗コリン薬	アトロベント、テルシガン、スピリーバ
β2刺激薬	エフェドリン塩酸塩、メチエフ、イノリン、ベネトリン、サルタノール、メプチン、アイロミール、ホクナリン、セレベント（吸入薬）
テオフィリン薬	テオロング、テオドール、スロービッド、ユニフィルLA、テオドリップ
抗アレルギー薬	オノン、キプレス、シングレア、リザベン、ケタス、アレギサール、インタール
抗IgE抗体	ゾレア（注射薬）
抗IL−5抗体	ヌーカラ、ファセンラ（注射薬）

 ## 生活上の留意点

- 部屋の**掃除**をこまめに行い、ダニやほこりを減らしましょう。また、部屋の**換気**も頻回に行ってください。
- 布団などの寝具はよく干して、その後に掃除機などでほこりを吸い取りましょう。
- じゅうたんはできるだけ使わないほうがよいです。

● **風邪やインフルエンザ**は喘息発作の誘因になるので、予防に努めましょう。

 チームケア・連携のポイント

● 喘息がある人は、**アスピリンの服用**や**消炎鎮痛薬を含む湿布剤**の使用でも喘息発作を起こすことがあります。別の疾患で受診するときは、喘息があることをきちんと伝えてください。

● **うっ血性心不全**でも、喘鳴、呼吸困難などの喘息のような症状を示すことがあるため、**既往歴をチームで共有**しておくことが必要です。

 ここを観察！

□ **発作がなかなか治まらず、会話や歩行ができなくなり、前かがみの姿勢などがみられる場合**

⬇

すぐに医療機関へ
重症な喘息発作では、生命にかかわることもあります。

Check!

医療用語

【気流制限】肺の空気の流れが悪くなり、息が吐き出しにくくなること

【鑑別診断】ある症状が出ているとき、その症状等が何の疾患によるものか、可能性がある複数の病気を比較しながら見きわめる診断

【ネブライザー】液体の薬剤を噴霧して経口吸入するための器具

インフルエンザ

例年、12～3月頃にかけての冬場に流行し、高齢者にとっては最も
注意を要する呼吸器感染症の一つです。

主な症状と原因

風邪との違い

- インフルエンザも風邪も**ウイルスが原因で起こる呼吸器感染症**です。風邪は微熱で咳や痰が主症状です。
- インフルエンザでは**38℃以上の高熱や関節、筋肉の痛み**など**全身症状**が起こります。
- インフルエンザは集団感染が起こりますが、風邪では起こりません。
- インフルエンザでは、時として肺炎や脳症など重篤な症状になることがあります。

インフルエンザの種類

- インフルエンザウイルスはA型、B型、C型の3種類に分けられ、A型はさらに**抗原性**の違いからいくつかの亜型に分けられます（**表**）。

表 インフルエンザの種類

A型	H3N2亜型（A香港型など）	流行する
	H1N1亜型（Aソ連型など）	
	その他多数の亜型	
B型		
C型		小児に限定的に感染する

- 通常寒い季節、12～3月頃にかけて流行します。インフルエンザウイルスは寒くて乾燥した環境を好むためです。

- 感染力が強く、**飛沫感染**をします。
- **潜伏期間は通常 1 〜 2 日**ですが、**最大で 7 日**までのこともあります。
- 感染した人は、**発症の前日から症状が軽快しておよそ 2 日後まで**ウイルスの新たな感染源になります。

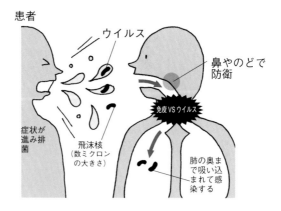

図 飛沫感染

患者

ウイルス

鼻やのどで防衛

免疫VSウイルス

症状が進み排菌

飛沫核（数ミクロンの大きさ）

肺の奥まで吸い込まれて感染する

診 断

- インフルエンザの診断は、咽頭や鼻腔のぬぐい液を使い、15分ほどで簡単に行えます。
- Ａ型とＢ型の区別はつきますが、発症直後はウイルス量が少ないため、感染していても陰性となることがあります。
- 典型的な症状がある場合や、その人の周囲で流行している場合は、検査で陰性でもインフルエンザと診断することがあります。

経 過 と 治 療

● 体力のある成人の場合、水分を十分とって安静に寝ていれば 2 ～ 3 日で治ります。

● **高齢者では抗インフルエンザ薬**を使うことがあります。

● 発熱には座薬は使わず、体を冷やす**クーリング**（23頁参照）で対応し、熱が上がり、あまりにつらいときは解熱薬のカロナールが使われます。**座薬や解熱薬はインフルエンザ脳炎やライ症候群を併発する危険**があるため、使用を抑える傾向があります。市販の風邪薬でも起きることがあるため、勝手な判断はやめましょう。

よく使われるくすり

分類	商品名
治療薬	タミフル、リレンザ、シンメトレル（A型のみ有効）、ラピアクタ（点滴注射薬）、イナビル（吸入薬）、ゾフルーザ タミフル　　リレンザ（吸入器）　　↑薬（ディスク）のブリスターのなかに粉状の薬が入っている
解熱薬	カロナール

生活上の留意点

感染させない・しない

- インフルエンザは感染力が強く、飛沫感染をするため、**感染者との接触を避ける**必要があります。自宅で療養する場合も個室に隔離するか、感染者にマスクをつけてもらったほうがよいでしょう。
- 感染した人は、発症の前日から症状が軽快しておよそ2日後までウイルスの新たな感染源になるため、症状が軽快しても、すぐに人の集まるところに行くことは控えてください。

重症化を防ぐ予防注射

- **予防注射**は最も効果のある予防法です。インフルエンザにかかっても**重症化を防ぐ**ため、高齢の人にはぜひ受けてもらうようにしてください。
- 注射後2週間くらいから効果が出て、5か月ほど持続するため、**11〜12月中旬**ぐらいまでには受けておくとよいでしょう。成人の場合は1回接種で2回接種との効果は変わりません。卵アレルギーのある人やてんかん発作を起こしたことのある人は、医師と相談後に接種してください。
- 人の集まるデイサービスに行くような高齢者は、予防注射は必須です。

無理に熱を下げない

- インフルエンザでは時として39℃台の高熱が出ますが、子どもや高齢者では座薬の使用は禁忌です。発熱自体は身体の免疫力を上げて、熱に弱いインフルエンザウイルスと闘っている状態です。熱を下げることで、かえってウイルスが生き残り、治りを遅らせることもあります。

感染予防

- 予防注射以外の感染予防は、
  ①バランスのよい食事と睡眠で免疫力を保つ
  ②人ごみに出るときは手袋やマスクをつける
  ③外出から戻ったらすぐにうがいと手洗いをする
  ④室内では換気をこまめに行い、加湿器などを使い部屋の湿度を保つ
  などです。②〜④で飛沫感染の確率を減らすことができます。

 チームケア・連携のポイント

- インフルエンザは風邪と異なり、集団発生をすることがあります。ケアマネジャーはインフルエンザと風邪との違いをしっかり認識しておく必要があります。
- 施設などでインフルエンザの患者が出た場合には、職員も感染することがあります。マスクをつけるなどの注意をしてください。
- インフルエンザは飛沫感染だけでなく、**接触による感染も**あります。感染している人を介護した場合には、手洗いを徹底してください。

 ここを観察！

☐ **発熱がある場合**

⬇

咳や痰の症状以外に関節痛がないかどうかを観察
→全身症状がある場合には、インフルエンザを疑い医師に連絡・相談。インフルエンザに感染しているかどうかの診断、治療を

□冬場に38.5℃以上の発熱の場合

↓

常にインフルエンザ感染の可能性を念頭に接する

Check!
医療
用語

【抗原性】特定の抗体に反応する抗原となる性質のこと。例えば、Ａ型の抗体をもっていてもＢ型に対する免疫にならない

【飛沫感染】咳やくしゃみで飛沫として空気中に飛散した病原体を吸い込むことで起こる感染のこと

【潜伏期間】病原体に感染をしてから、症状が出るまでの期間のこと

【ライ症候群】インフルエンザや水痘などの感染後に急性脳症や肝臓障害を起こす、生命にもかかわる原因不明のまれな病気。アスピリン投与と強い関連が確認されている

COLUMN 抗インフルエンザ薬の予防投与について

　高齢者施設でインフルエンザの患者が出た場合など、感染のリスクが高い人に対して、抗インフルエンザ薬の予防投与をすることがあります。感染のリスクが高い人とは、65歳以上の高齢者、慢性呼吸器疾患患者または慢性心疾患患者、代謝性疾患患者、腎機能障害患者などです。高齢者施設などでは、インフルエンザの患者が2～3日以内に2人以上発生し、迅速検査で1人でも発生した場合には、利用者の同意のうえで、フロア全体に抗インフルエンザ薬の投与を前向きに検討します。若くて元気な人の場合には、予防投与の必要はなく、マスク、手洗いなどの対応で問題ありません。濫用による治療薬耐性インフルエンザウイルスが発生することを防ぎましょう。また、予防投与はすべて自費となります。

07 結核

過去の病気と思われがちですが、日本では先進国のなかでも発生頻度が高く、罹患率や死亡率は近年横ばいです。結核は肺以外の臓器にも感染することがあります。

主な症状

● **微熱、寝汗、長引く咳、血痰** などがあります。
● 高齢者の場合、**元気がない、食欲が低下** したなどの症状しかみられないこともあります。
● 肺以外の結核では、リンパ節が腫れることもあります。

原因

● 結核は結核菌の **飛沫感染** により引き起こされる感染症です。
● 肺結核が最も多いのですが、体中のあらゆる臓器に感染を起こします。
● 感染しても全員が発症するわけでなく、実際に発症するのは10分の1程度の人です。

経過

● 潜伏期間が半年～2年と長いため、感染しても気がつかないまま過ごす人がほとんどです。

治療

● 治療は薬の効かない **耐性菌** の増加を防ぐために、**抗結核薬の併用療法** を半年程度行います。当初は4剤併用を2か月間、その後2～3剤併用を4か月間行います。
● 一般の感染症に比べて服用する薬の種類が多く、服薬が大変ですが、体内の結核菌を確実に殺菌することが重要です。
● 途中で薬を飲むことを忘れたり勝手に止めたりすると、結核菌が薬に強い菌として生き残り、再治療が困難になります。

参考: **感染力（菌量）**

● 痰の塗抹検査を行い、顕微鏡で結核菌の数を数えることで判定します。かつては観察される菌数に応じたガフキー号数で1号から10号まで区分しましたが、現在は新結核菌検査指針に変わり、1＋、2＋、3＋の3段階で表すようになりました。数字が大きいほど菌が多くなります。

よく使われるくすり

抗結核薬

一般名	商品名
イソニアジド（INH）	イスコチン、ヒドラ、ネオイスコチン
ピラジナミド（PZA）	ピラマイド
エタンブトール（EB）	エサンブトール、エブトール
リファンピシン（RFP）	リファジン
リファブチン（RBT）	ミコブティン
ストレプトマイシン（SM）	硫酸ストレプトマイシン
カナマイシン（KM）	硫酸カナマイシン
エンビオマイシン硫酸塩（EVM）	ツベラクチン
エチオナミド（ETH）	ツベルミン
サイクロセリン（CS）	サイクロセリン
パラアミノサリチル酸カルシウム（PAS）	ニッパスカルシウム
デラマニド（DLM）	デルティバ
ベダキリンフマル酸塩（BDQ）	サチュロ

標準治療

INH・PZA・EB・RFP または SM の **4剤併用で2か月投与**
→その後、INH・RFP などの **2〜3剤併用で4か月投与**

07

生 活 上 の 留 意 点

長 期 の 服 薬 に よ る 影 響 を 把 握

◉ 長期間薬を飲むため、肝機能障害などの**副作用の定期的なチェック**が必要です。

予 防 の 重 要 性 を 理 解 す る

◉ 結核に限らず、感染症の疑いが強いものの詳細な情報がない初回面談時などは、感染を予防できるよう、可能な限りのマスク着用、面談後のうがい・手洗いなどが考えられます（1回の面談で結核が感染することはほとんどありませんが、対策はきちんとしておく必要があります）。

◉ 多くの利用者と面談をするケアマネジャーが、**病気の感染源とならないこと**が大切です。

◉ 結核と診断された利用者を訪問する場合も、通常、結核菌を排菌している人は入院して隔離となるため、**排菌している人を直に担当することはありません**。

集 団 生 活 で の 注 意

◉ 施設など、集団生活をしている場で結核を発症した場合、潜伏期間が長いため、感染の可能性のある人に対し、**長期にわたる検査や抗結核薬の予防投与**が必要になります。

チ ー ム ケ ア ・ 連 携 の ポ イ ン ト

服 薬 の た め の サ ー ビ ス を 検 討

◉ 排菌していない場合は感染力はないため心配ありませんが、利用者が

抗結核薬を確実に服用できるように、**薬剤師の居宅療養管理指導**の導入などを考えてください。

●結核に関しては、感染症法での決まりがあります。施設などで結核の患者が出た場合は、速やかに**地域の保健所に連絡**をとり指示を仰ぐ必要があります。

●施設等で結核が発生しても、適切な処置をすれば重症化することはないため、職員も医療職の指示に従ってください。

Check!
医療
用語

【**耐性菌**】抗生物質などの化学療法剤に対する耐性を備えた菌。菌による感染症に対し抗生剤を使い過ぎたため、細菌が抵抗力をもち抗生剤などが効きにくくなったもの

COLUMN 日本は結核中蔓延国

結核は決して過去の病気ではありません。2018年の統計によると、いまだに日本で年間1万5590人が新たに発症し、2204人が亡くなっています。この数字は世界のなかでは中蔓延国にあたります。その理由としては、高齢化の進展、海外生まれの患者の増加、働き盛りで発見が遅れる、大都市で多く発生するなどがあります。特に、新規登録結核患者のうち65歳以上が7割を占めており、さらに全患者の3人に1人が80歳以上です。高齢者では微熱や体重の減少が続いたら結核かもしれません。早めに医療機関を受診するように指示してください。

胃・十二指腸潰瘍

胃酸の影響で胃や十二指腸の粘膜の一部が傷つき、欠損してしまう病気です。

主な症状

- 上腹部痛が主な症状です。
  - ・胃潰瘍では食後30分〜1時間
  - ・十二指腸潰瘍では夜間空腹時

  に痛みを感じることが多いです。
- 吐血や下血を起こすこともあり、出血によりタール便と呼ばれる黒色便がみられることもあります。
- 高齢者の場合や薬剤性潰瘍では、痛みが出にくいことがあります。

図 潰瘍のできやすい部位

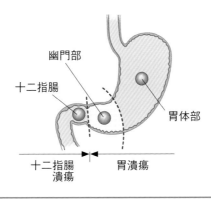

幽門部

十二指腸

胃体部

十二指腸潰瘍　　胃潰瘍

原因

- 原因にはストレスや過労、飲食、喫煙、香辛料などを誘因とする**消化性潰瘍**と、非ステロイド性消炎鎮痛薬（NSAIDs）等が誘因となる**薬剤性潰瘍**があります。
- 日本人の半数が感染しているといわれる**ピロリ菌**（ヘリコバクター・

ピロリ）が潰瘍の誘因となり、潰瘍発生のリスクが増大して、治りにくくする原因の一つとなります。

- 消化性潰瘍では、ストレスが大脳皮質を刺激して視床下部に刺激が伝わり、**迷走神経**が興奮して**胃酸の分泌が増え**ます。さらに、ストレスが内臓神経を興奮させ、胃の粘膜の血流が悪くなり、胃を守る粘液の分泌が減ることで、胃酸により粘膜が傷つけられて潰瘍が発生します。

- 薬剤性潰瘍は、非ステロイド性消炎鎮痛薬が、胃酸分泌を抑制し、胃粘膜を保護する役割をしている**プロスタグランジン**の合成を阻害することで起こってきます。ステロイド薬の長期服用でも薬剤性潰瘍が起こることがあります。

治 療

- かつては外科的手術で胃を切除することもありましたが、現在はプロトンポンプ阻害薬やH2受容体拮抗薬等でほぼ治るようになりました。

- 粘膜が破れる穿孔などを起こした場合には、手術を行うこともあります。

- 消化性潰瘍の再発予防に対する、ピロリ菌の除去治療により、現在、消化性潰瘍はピーク時の約4分の1に減少しています。

よく使われるくすり

分類	商品名
プロトンポンプ阻害薬	パリエット、オメプラール、タケプロン、ネキシウム、タケキャブ

Ｈ２受容体拮抗薬	タガメット、アシノン、ガスター、ザンタック、プロテカジン、アルタット
抗ガストリン薬	ガストロゼピン、プロミド、メサフィリン、コランチル、チアトン
制酸薬	サモールＮ、アルミゲル、重曹
プロスタグランジン製剤	サイトテック、カムリード
粘膜保護薬	アルサルミン、プロマック、イサロン、マーズレンＳ、ゲファニール、ガストローム、アルロイドＧ、セルベックス、ムコスタ、ノイエル、ウルグート、ガスロンＮ、ソロン、アプレース、マーロックス
健胃薬	Ｓ・Ｍ、ＫＭ、ＦＫ、つくしＡ・Ｍ
消化管運動機能改善薬	プリンペラン、ガナトン、セレキノン、ナウゼリン、ガスモチン
ピロリ除菌薬	ランサップ、ボノサップ、ラベキュア、ラベファイン

 生 活 上 の 留 意 点

生 活 習 慣 の 見 直 し

● 潰瘍の誘因となるストレスをかけない生活を目指すことが大切です。

● 暴飲暴食、刺激のある食べ物、喫煙なども誘因となるので、避けるようにしてください。食事を規則正しくとることも潰瘍予防には大切です。

● 前述の薬剤性潰瘍を防ぐため、一般的には消炎鎮痛薬は痛みがなく

なったら飲むのをやめたほうがよいのですが、病気によっては飲み続けなければならない場合もあります。医師の指示に従ってください。

 ## チームケア・連携のポイント

● 高齢者では消炎鎮痛薬を飲む機会が多く、薬剤性潰瘍に注意が必要です。
● もともと胃が弱い人や、過去に潰瘍の既往のある人などでは、消炎鎮痛薬投与の際にそのことを医師に伝えましょう。予防的に薬剤を投与することもあります。

 ## ここを観察！

高齢者の場合や薬剤性潰瘍では痛みが出にくいため、注意して観察する必要があります。

□便が黒くなっている場合
→胃・十二指腸潰瘍で出血を起こしている可能性もある

□消炎鎮痛薬を長く飲んでいる人は要注意
消炎鎮痛薬やステロイド薬を長く飲んでいると、薬剤性潰瘍を起こしやすいです。
→食欲や便の状態の観察のほか、定期的な採血、胃カメラ等の検査を

Check!
医療用語

【迷走神経】脳神経の一つで、胃腸や心臓、血管に分布し生命維持活動にかかわる神経
【プロスタグランジン】胃酸分泌を抑制する作用、胃粘膜を保護する作用がある

09 胆石症・胆嚢炎

胆石症は胆嚢や胆管に結石ができる病気です。胆嚢炎は、胆石が胆管に詰まることなどで胆嚢内に胆汁が滞ったり、細菌感染したりすることが原因で起こる胆嚢の炎症です。

主な症状と経過

- ほとんどの場合は**無症状**で、症状が出るのは胆石のある人の1〜3％程度です。
- 吐き気や嘔吐が起こることがあります。
- 激しい痛みが右脇腹（右季肋部痛）や、みぞおち（心窩部痛）に生じます。痛みは食事の1〜2時間後に突然起こることが多く、30分〜数時間続きます。
- 高齢者では、上腹部の**不定愁訴**程度で強い痛みを訴えないこともあります。
- 胆石により胆嚢内に胆汁が滞り、細菌感染をすると38℃以上の高熱を出したり、**黄疸**を起こしたりします。
- 感染による急性胆嚢炎では重篤な症状となることがあるため、医療機関の受診など早めの対応が必要です。

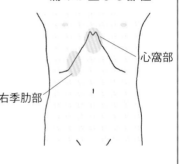

図 胆石症・胆嚢炎の痛みが生じる部位

心窩部

右季肋部

原因

- 大きく**コレステロール胆石**と**色素胆石**の二つに分けられます。日本人の胆石患者の大半はコレステロール胆石です。
- コレステロール胆石の原因は、コレステロール値の高い食品の摂取量が多いことや、肝臓でのコレステロールの生成量が増えて、胆汁のコレステロールが増えることです。
- 色素胆石の一種であるビリルビンカルシウム胆石は、胆汁うっ滞（胆汁の流れが滞る）や胆道感染が原因とされています。

診 断

● 胆石症の検査は、**侵襲**の少ない腹部超音波検査が第一選択で行われます。胆嚢内の結石であれば、ほぼ100％診断可能です。

● 腹部 CT や腹部 MRI 等の画像診断も、身体への負担が少なく外来通院で実施可能な診断方法です。

● 発熱があり胆嚢炎が疑われる場合には、採血検査で肝機能や炎症反応、末梢血液（末血）の成分を調べます。

治 療

● 治療方法は薬剤や**ドレナージ**により炎症を抑える方法と、**体外衝撃波砕石術**のような結石を除去する方法に大別されます。

● 胆嚢炎の場合には、抗生剤の投与とドレナージにより炎症を抑えます。

● ドレナージは体外から胆嚢に注射針を刺す方法や、内視鏡を使って**十二指腸乳頭**からチューブを留置したり、吸引したりする方法があります（図）。

図 肝臓・胆嚢の位置関係

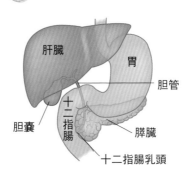

肝臓
胃
胆管
十二指腸
胆嚢
膵臓
十二指腸乳頭

- 内視鏡で結石を除去する手術を行うことも可能です。
- 手術により胆嚢を摘出することもありますが、最近では開腹せずに腹腔鏡下に行う手術が主流になっています。

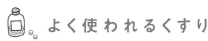 よく使われるくすり

分類	商品名
利胆薬	ウルソ、チノ、スパカール、パパベリン塩酸塩、コスパノン
抗コリン薬	セスデン、ブスコパン、コリオパン、ダクチル
広範囲ペニシリン系薬	アモリン、サワシリン、パセトシン、ユナシン、ビクシリン、アミペニックス、ペングット、アセオシリン、バストシリン、メリシン
セフェム系薬	メイアクトMS、セフスパン、バナン、フロモックス、セフゾン、トミロン
ニューキノロン系薬	シプロキサン、バクシダール、タリビット、クラビット、オゼックス、トスキサシン、フルマーク、ロメバクト、バレオン、スパラ、アベロックス

 生活上の留意点

- コレステロール結石の原因はコレステロールを多く含む食事です（**表**）。胆石のある人は、魚介類や食物繊維の多いものをとるなど、食事内容の見直しも必要です。
- 一度にたくさん食べるなど、不規則な食事は胆嚢に負担をかけます。

コレステロールの多い食品ベスト32（水分が40％以上）

食品100g あたりのコレステロールの含有量　単位：mg

たまご （卵黄）	1,400	たまご	420	ししゃも	290	しらす干 ／微乾燥	240
ピータン	680	たらこ （焼）	410	粒うに	280	ほたるいか （生）	240
あんこう のきも	560	しらす干 ／半乾燥	390	めんたいこ	280	牛肉 （レバー）	240
すじこ	510	いか（焼）	380	いか（生）	270	牛肉 （第一胃／ミノ）	240
キャビア	500	鶏肉 （レバー）	370	豚肉 （レバー）	250	豚肉 （小腸／ひも）	240
いくら	480	しらこ	360	豚肉 （胃／がつ）	250	うなぎ （かば焼）	230
うずら卵 （生）	470	たらこ （生）	350	エクレア	250	身欠きに しん	230
うなぎ （きも）	430	うに	290	シューク リーム	250	いかの塩辛	230

※コレステロールは、卵、魚卵、肝、内臓ごと食べる魚等に多く含まれる。
資料：https://www.eiyoukeisan.com/calorie/nut_list/cholesterol.html （閲覧日2020年6月5日）
　　　より筆者作成

　規則正しい食事をよくかんでゆっくり食べることが基本です。
●胆石症のリスク要因には、加齢、女性、妊娠、脂質異常症、糖尿病、
　肥満などがあります。
●極端なダイエットも食事制限により胆汁の分泌が阻害されて、胆石の
　原因となります。

🙌 チームケア・連携のポイント

既往歴をチェックする

●高齢者の胆嚢炎では発熱以外に症状が出ないこともあり、風邪などと
　間違われることもあります。**胆石症の既往がある場合は情報を共有**し
　ておき、早急な対応ができる体制づくりをしておきましょう。

ここを観察！

□**上腹部痛に伴う発熱がある場合**

白眼の部分が黄染していないか確認
胆石症や胆嚢炎に合併する黄疸では白眼の部分が黄染します。

□**胆石発作では右脇腹や背中に痛みが生じる**

狭心症や胃潰瘍の痛みと鑑別が必要
→食事との関連（食後何時間くらい経っているか）や既往歴が鑑別のポイントになるため、その点を観察・確認

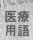

医療用語

【不定愁訴】検査をしても原因がはっきりしない身体の不調のこと

【黄疸】病気に伴う症状の一つで、身体にビリルビン（胆汁色素の主成分）が過剰になり眼球や皮膚、体液が黄色く染まる状態

【侵襲】手術やけが、病気、検査などに伴う痛み、発熱・出血など、身体を傷つけたり通常の状況を乱すような外部からの刺激

【ドレナージ】体内にたまった余分な水様の排泄物や血液を体外に抜く処置

【体外衝撃波砕石術】体外の装置から衝撃波を体内の結石にあてて砕く方法

【十二指腸乳頭】胆管が十二指腸に開く出口の部分のことで、胆汁の流れを調節するための括約筋がついている

10 肝炎・肝硬変

肝臓の炎症である肝炎が進行すると、肝細胞が死滅・減少しながら繊維化し、肝臓自体が硬く肝機能が低下した状態の肝硬変になります。

◉ 主な症状

肝炎

- 慢性肝炎では、食欲不振、吐き気、易疲労感（疲れやすい）などの症状を訴えますが、**自覚症状に乏しいことも多い**です。
- 肝炎が進行するとビリルビンが血中に増えて**黄疸**が起こります。
- 通常、ビリルビンは胆汁の成分として肝臓から十二指腸、小腸へ送られ大部分は便へと排出されますが、ビリルビンの胆汁中への排泄が障害されて便の色が灰白色になることがあります。
- 血液中に**胆汁酸**が増加すると**皮膚のかゆみ**を訴えることもあります。

肝硬変

- 肝機能が低下し、肝臓でつくられる**血液凝固因子**が欠乏して出血しやすくなり、鼻血や歯ぐきからの出血、下腿部の**点状出血**を認めることがあります。
- 肝機能低下のために、メラニンが増殖して顔色が浅黒くなることがあります。
- 進行すると**腹水**や、**下肢に浮腫**が出てきます。
- 食道静脈瘤ができると、その破裂により吐血することがあります。
- 肝硬変の末期になると血液中のアンモニア濃度が高くなり、**肝性脳症**という脳の機能低下や意識障害が起こります。

◉ 原因

- 肝硬変の原因では、Ｂ型肝炎、Ｃ型肝炎などのウイルス性肝炎がほとんどを占めます（約80%）。
- その他の原因としては、アルコール性肝炎や**原発性胆汁性肝硬変**、自

己免疫性肝炎などもあります。

🌀 診 断

● 肝硬変では、血液検査の肝機能（GOT、GPT）数値に異常があまり
　みられないことも多いため、血清アルブミン値の低下、総ビリルビン
　濃度の上昇、**プロトロンビン時間**の延長、血小板数の低下等が肝硬変
　の程度を測る指標となります。

● 画像診断としては、腹部 CT や腹部超音波検査がよく行われます。

● 上部消化管内視鏡検査により、食道と胃の静脈瘤を定期的に検査する
　ことは、大量吐血を予防する観点からも必要です。

● 肝生検（局所麻酔下で腹部に直接針を刺して肝臓の組織の一部を取り
　顕微鏡で調べる検査）もあり、肝硬変の程度がわかりますが、入院が
　必要など負担が大きいです。

🌀 治 療

対症療法が主となる

● 肝硬変は治療によって、もとの状態に戻すことはできません（不可逆
　性）。残された肝機能を助けて、肝臓がんへの進行を遅らせることと、
　合併症への対症療法が主となります。

● 出血傾向に対しては、ビタミン K の補給や輸血をすることがありま
　す。

● 腹水や浮腫に対しては、利尿薬の投与や腹水穿刺療法、さらにはアル
　ブミン製剤を使うこともあります。

● 食道静脈瘤では、内視鏡下に硬化剤を静脈瘤に注入して、静脈瘤を縮
　小させる治療が行われます。

● 肝性昏睡では、薬物療法や注射薬で血中アンモニア濃度を低下させま

Chapter I
時代が求める在宅医療

Chapter II
高齢者の心身の特徴と観察ポイント

Chapter III
高齢者によくみられる疾患

す。また、食事のたんぱく制限をすることもあります。

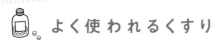 よく使われるくすり

分類	商品名
インターフェロン製剤	スミフェロン、フエロン、ペガシス、ペグイントロン
抗肝炎ウイルス薬	レベトール、コペガス、ゼフィックス、ヘプセラ、バラクルード、テノゼット、ベムリディ
肝機能改善薬	グリチロン、リバオール、タウリン、EPL、チオラ、強力ネオミノファーゲンシー（注射のみ）
肝たんぱく代謝改善薬	カンテック
肝臓製剤	レナルチン
肝免疫賦活薬	セロシオン
肝不全治療薬	リーバクト、モニラック、アルギメート、ラクツロース、ポルトラック、アミノレバン（点滴薬）、カロリール、ピアーレ
漢方薬	小柴胡湯

 生活上の留意点

- 肉体労働や激しいスポーツなどで、身体に負担をかけすぎないようにします。日常生活で身体を動かすことは特に問題ありません。
- アルコールは解毒の際、肝臓に負担をかけます。禁酒が原則です。

10

- 食事では、海草類やきのこ類など繊維質の多い物をとるようにします。
- 浮腫や腹水がある場合には、たんぱく質や塩分は控えるようにします。
- 食欲がないときやたんぱく制限をしているときは、果物や甘い菓子など糖分の多い物をとるとよいでしょう。
- ビタミンの吸収力が低下するため、ビタミン剤の服用も必要です。
- 肝機能が低下してくると、鼻血が出やすくなったり、歯ぐきから出血しやすくなったりします。

チームケア・連携のポイント

- B型、C型などのウイルス性肝炎は感染者の血液や体液から感染します。しかし、介護や生活の場で血液に触れることはほとんどなく、**感染の心配はありません**。万が一、感染者がけがなどで出血し、その血液に触れたとしても、水道水で洗い流せば感染することはまずありません。
- ウイルス性肝炎を理由にサービスの利用を断ることなどないよう、ケアマネジャーは**サービス事業者にきちんと説明**をしてください。

ここを観察！

　肝硬変では合併症の管理が主となるため、以下のような点を観察します。

☐ **黄疸がないか（目の白目の部分が黄色くないか）**

☐ **腹水（腹部の膨れ）がないか**

☐ **腹部静脈の怒張がないか**

☐ **下肢の浮腫、下肢の点状出血がないか**

□顔色が浅黒くなることがないか

□鼻腔や歯ぐきからの出血が頻回ではないか

□男性の乳房が女性化乳房になっていないか

□くも状血管腫がないか

Check!
医療用語

　　　【胆汁酸】胆汁中に存在するステロイドで肝細胞で生成され、
　　　　十二指腸に排泄される。血液中に増えるとかゆみの原因になる
といわれる

【血液凝固因子】止血のため、血液を凝固させるのに必須なたんぱく
質などの分子

【点状出血】毛細血管の破綻による微小出血で、赤色や紫色の点に見
える

【原発性胆汁性肝硬変】肝臓でつくられる胆汁の流れが悪くなること
が原因で起こる肝硬変

【プロトロンビン時間】プロトロンビンは肝臓でつくられる血液凝固
因子。肝機能が低下するとプロトロンビンをつくる時間が長くなるこ
とを利用して肝機能を測定する

【女性化乳房】ホルモンバランスの乱れなどが原因で男性の胸部が女
性の乳房のように隆起すること

【くも状血管腫】顔面や前胸部、手背などでくもが足を広げたように
血管が拡張して、中心部が拍動しているもの

11 腎不全

加齢とともに腎機能は低下します。高齢者は風邪や脱水など、少しの
きっかけで急性腎不全を起こす危険性があります。

主な症状

- 腎不全では高度に障害されるまで、**症状が出ない**ことがほとんど
  です。
- 初期には**疲労感、脱力感、全身倦怠感、食欲不振**などの症状が出
  てくることが多いです。
- 進行すると血液から水分を取り除くことができなくなり、**浮腫**や
  心不全を起こすこともあります。

原 因

- 腎臓の機能は**年齢とともに低下**し、70歳代では若年者の60～70%程
  度まで落ちています。脱水により体内の血流量が減少して、腎血流も
  少なくなると腎不全が悪化します。
- **糖尿病**や**腎炎**なども腎不全の原因となります。

合併症

- 腎臓は、血液からの老廃物や水
  分をろ過して尿として体外へ排
  出することで、血中の水分や栄
  養成分のバランスを正常に保つ
  だけでなく、ホルモンを分泌す
  るという役割も担っています。
  腎不全になるとさまざまな合併
  症が起こってきます。
- 電解質の調整が困難となり、**高
  カリウム血症**や**高リン血症**等も

図 腎臓のしくみ

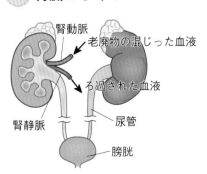

腎動脈
老廃物の混じった血液
ろ過された血液
腎静脈
尿管
膀胱

起こってきます。

● 腎臓でつくられる**エリスロポエチン**が減少するため、赤血球が少なくなり**貧血**が起こります。

● **レニン**の分布が多くなり、**血圧が高く**なります。

● **活性型ビタミンD**ができなくなるため、**骨粗鬆症**のリスクも高まります。

● **血尿**や**たんぱく尿**も起こり、最終的には尿をつくれなくなります。

◉ 治療

● 腎不全を完治させる薬剤はありません。重度になれば**透析療法**が必要になりますが、それまでは**合併症の治療**が必要です。

● **食事療法**も大切で、塩分制限とたんぱく制限をしながら、十分なカロリー摂取を心がけます。**塩分は1日5〜7g以下**を目標とします。

● 高カリウム血症の予防には果物や生野菜の制限を、高リン血症の予防には加工食品や豆類、干物などの制限が必要です。

● **水分管理**は大切です。初期、中期は脱水に注意します。腎不全が高度になり浮腫が出ると水分制限が必要になるため、医師の指示を仰ぐ必要があります。

よく使われるくすり

分類	商品名	
腎性貧血治療薬（注射薬）	エポジン、ミルセラ、エスポー、ネスプ	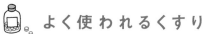 ミルセラ

尿毒素治療薬	クレメジン
高リン血症治療薬	カルタン、レナジェル、フォスブロック、ホスレノール、キックリン、リオナ
高カリウム血症治療薬	カリメート、ケイキサレート、アーガメイト
代謝性アシドーシス治療薬	重曹
尿たんぱく減少薬	コメリアン、ペルサンチン、アンギナール、エパデール
ループ利尿薬	ルネトロン、ラシックス、オイテンシン、ダイアート、ルプラック
アンジオテンシンII受容体拮抗薬（ARB）	ニューロタン、ブロプレス、ディオバン、ミカルディス、オルメテック、イルベタン、アバプロ
活性型ビタミンD_3製剤	ワンアルファ、アルファロール、オキサロール、ロカルトロール、エディロール

 ! 生 活 上 の 留 意 点

● 治療中の塩分制限では、味が薄く食が進まないときは、唐辛子などの香辛料を適量で効果的に使うとよいでしょう。

● 脱水により腎不全は悪化します。高齢者では体内の水分量が若年者より10%程度少なく、風邪などで簡単に脱水症状が起こるため、初期から中期までの腎不全では、水分は十分にとるようにしてください。

チ ー ム ケ ア ・ 連 携 の ポ イ ン ト

- 腎不全がある人では、**投薬量**が通常の人よりも少なくてすみます。初めてかかる医師には腎不全があることをしっかりと伝えてください。
- 抗生剤や消炎鎮痛薬、検査のための造影剤が原因で腎不全が悪化することもあり、服薬内容や検査でも医師との確認が必要です。
- 腎不全では、臓器障害の進行は家庭血圧に相関します。朝食前と就寝前に血圧を測定して記録するように指導してください。

 こ こ を 観 察 !

□脱水が起きていないか
舌の乾き具合、腋の下の湿り具合、皮膚の乾き具合で確認します。脱水が高度になると、意識障害も起こります。

□腎性貧血が起きていないか
顔色が悪くなり、めまいや疲れやすさなどが出てきます。また、眼瞼結膜（がんけんけつまく）（まぶたの裏の結膜）が白くなってきます。

□両下肢の浮腫がないかを時々確認

浮腫が強く出ているとき
→医療機関を受診

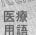

Check!
医療
用語

【浮腫】細胞の間にある組織間質液が増えて腫れた状態。むくみ

【高カリウム血症】血中のカリウムの濃度が正常値を超えた電解質代謝の異常で、しびれ、不整脈、頻脈、筋力低下、吐き気などがみられる

【高リン血症】血中のリンの濃度が正常値を超えた電解質代謝の異常で、この状態が続くと骨が脆くなったり、動脈硬化が引き起こされたりする

【エリスロポエチン】赤血球の産生を促進するホルモンで、9割が腎臓でつくられる

【レニン】腎臓から分泌される酵素。血圧調整にかかわる生理活性物質を活性化することで、間接的に血圧を調整する

【活性型ビタミンD】カルシウムの吸収に重要なはたらきをするビタミン

COLUMN 血液透析と腹膜透析

　透析とは末期の腎不全となった患者に行う医療行為であり、腎臓の機能を人工的に代替することです。透析の方法は血液透析と腹膜透析があります。血液透析では基本的に週3回の通院が必要であり、通常1回あたり4〜5時間の透析が必要です。腹膜透析では1日に数回の透析液交換を患者自身で行うため、通院による拘束時間は少ないですが、患者自身、あるいは介護者の判断力や技術が必要となります。現在日本には約34万人の透析患者がいると推定されており、年々その数は増えています。

12 尿路感染症

尿路に細菌が感染して起こる病気です。細菌は尿道の出口から入り、膀胱でとどまれば膀胱炎を、さらに上行していくと腎盂腎炎を起こします。高齢者では発熱の原因として、呼吸器感染症とともに多くみられます。

主な症状

- 膀胱炎では、発熱はあまりないことが多く、**排尿痛・残尿感・頻尿・尿の混濁**などの症状が起こります。また、炎症が強い場合には**血尿**になることもあります。
- 腎盂腎炎では、**38℃以上の高熱**を出すことが多く、腎臓の部分に痛みを訴えることもあります。

図 泌尿器

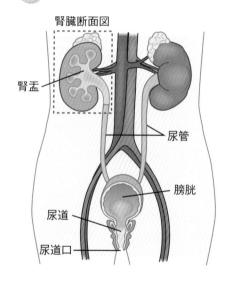

腎臓断面図

腎盂

尿管

膀胱

尿道

尿道口

原因

- 尿路感染症の原因は、**尿路に細菌やウイルスが感染する**ことです。感染は尿道口から起こる場合がほとんどですが、血液中から腎臓へ微生物が移行して発症することもあります。**原因菌の多くは大腸菌**であり、ウイルスや真菌が原因になることもあります。

治 療

● 治療は**抗菌薬による薬物療法**が中心となります。全身状態がよく軽症の場合は、抗菌薬の経口投与で治癒します。治療期間は 1 〜 2 週間ですが、治療中は十分な**水分摂取**と**安静**が必要です。

● 高熱が続き、水分や食事が十分にとれないときは入院をして、**点滴治療で抗菌薬を投与する**こともあります。

よく使われるくすり

分類	商品名
β-ラクタム系薬	オーグメンチン、クラバモックス、スルペラゾン
ニューキノロン系薬	バクシダール、クラビット、シプロキサン

生活上の留意点

● **水分を多くとり、尿量を増やす**ようにしましょう。また、排尿を我慢せず、膀胱に尿をためないようにしてください。

● おむつをしている場合は、**便をしたときは速やかにおむつ交換**をしてください。尿路感染の原因菌の多くは大腸菌です。外陰部を清潔にしておくことで感染予防になります。

13 糖尿病

血液中の血糖値が、糖代謝異常により高くなる病気です。血糖値が高くなると尿から糖が排出されて尿が甘くなるため、この名前がついています。

主な症状

- 加齢とともに糖代謝は悪くなり糖尿病患者は増加します。自覚症状に乏しく、初期には**口渇による多飲**のため、尿量が増えます。
- 血糖値が高くなると、昏睡状態になることもあります。また、逆に血糖値が薬剤の副作用で低くなっても、意識を失うことがあります。
- 高血糖状態が続くと合併症が起きます。特に、①**糖尿病性網膜症**、②**糖尿病性腎症**、③**糖尿病性神経障害**を三大合併症と呼びます。

原因

- 糖尿病には主として若年者がかかる**Ⅰ型糖尿病**と、中年以降の人が過食、運動不足、肥満、ストレスなどが誘因となり、**インスリン**のはたらきが悪くなって起こる**Ⅱ型糖尿病**があります。
- Ⅱ型糖尿病が糖尿病の大部分を占めており、日本では糖尿病予備群を含めると2000万人ともいわれています。
- 高血糖が続くと、細い血管を中心に血管が少しずつ傷みます。このため眼底の血管や腎臓に障害が出てきます。

経過

- 肥満や運動不足によりインスリンが体内で効かなくなると、**インスリン抵抗性**という現象が起こります（図）。その場合、血糖値が上がり、膵臓が障害されることでインスリン分泌が減少して、Ⅱ型糖尿病を発症します。

Chapter I
時代が求める在宅医療

Chapter II
高齢者の心身の特徴と観察ポイント

Chapter III
高齢者によくみられる疾患

図 **インスリンのはたらき**

正常	インスリン分泌の減少	インスリン抵抗性

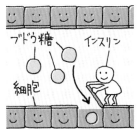
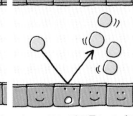
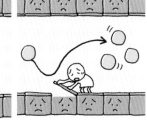

インスリンがブドウ糖を細胞に取り込む

インスリンが不足してブドウ糖が細胞に取り込まれない

インスリンのはたらきが低下してブドウ糖が細胞に取り込まれない

治 療

- **食事療法、運動療法、薬物療法**が糖尿病治療の三本柱です。
- 食事療法では過食にならないように摂食量を調整しますが、吸収や基礎代謝は個人差が大きいため、医師や管理栄養士の指導を受けてください。
- 定期的な運動は**耐糖能**の改善だけでなく、ADL の維持のためにも有用です。特に歩行などの有酸素運動が血糖降下に有効です。
- 糖尿病の薬物療法はここ10年で大きく変わってきています。インスリンを早期から使用して、膵臓を保護する治療も行われています。
- 2009年からは、インスリンの分泌を助けるインクレチンを体内で増やす**DPP‐4阻害薬**なども出てきています。副作用が少なく、高齢者でも比較的安心して使うことができます。
- 糖尿病はメタボリックシンドロームの一つであり、高血圧や脂質異常症と同時に治療を行う必要があります。

よく使われるくすり

分類	商品名
インスリン製剤	ノボラピッド、ノボリンR、ヒューマカートR、ランタス
ビグアナイド薬（BG）	グリコラン、ジベトス、メトグルコ
スルホニル尿素薬	オイグルコン、グリミクロン、ダオニール、アマリール
グリニド類	スターシス、グルファスト、ファスティック、シュアポスト
αグルコシダーゼ阻害薬	ベイスン、グルコバイ、セイブル
チアゾリジン誘導体	アクトス
アルドース還元酵素阻害薬	キネダック
神経障害治療薬	メキシチール
DPP‐4 阻害薬	ジャヌビア、グラクティブ、エクア、ネシーナ、トラゼンタ、テネリア、スイニー、オングリザ、ザファテック、マリゼブ
GLP‐1 受容体作動薬	ビクトーザ、バイエッタ、ビデュリオン、リキスミア、トルリシティ、オゼンピック
SGLT 2 阻害薬	スーグラ、フォシーガ、ルセフィ、デベルザ、アプルウェイ、カナグル、ジャディアンス
配合薬	グルベス：ベイスンとグルファストの合剤 メタクト：アクトスとメトホルミン（成分名）の合剤 ソニアス：アクトスとアマリールの合剤 エクメット、イニシンク：DPP‐4 阻害薬とビグアナイド薬の合剤 カナリア、スージャヌ、トラディアンス：DPP‐4 阻害薬と SGLT 2 阻害薬との合剤

Chapter I
時代が求める在宅医療

Chapter II
高齢者の心身の特徴と観察ポイント

Chapter III
高齢者によくみられる疾患

 生 活 上 の 留 意 点

● 高齢者では低血糖の自覚が少なく、また低血糖により**認知機能**が低下
　することもあります。
● 糖尿病のある高齢者では脱水が原因で、高血糖高浸透圧症候群となり
　昏睡になりやすいため、注意が必要です。
● インスリン注射にはさまざまな種類があります。注射する単位や種類
　を間違えないよう、使用前に利用者と確認しましょう。
● インスリン注射で使用した注射針は、一般ごみとして廃棄せず、医療
　機関へ戻しましょう。

 チ ー ム ケ ア ・ 連 携 の ポ イ ン ト

● 低血糖発作時は安静にさせて、糖類を含むジュースを飲ませるとよい
　でしょう。発作に備えて、**ブドウ糖などを準備しておくこと**をチーム
　で共有しておきます。
● 糖尿病では認知機能の低下が進行しやすい傾向があります。糖尿病に
　関する医療職からの**食事指導などを十分に理解していない可能性**もあ
　り、理解の程度をチームで見守っていく必要があります。

 こ こ を 観 察 !

□**食事量を観察**
食事がとれないときの対処法を確認しておき、食事量をチェックしま
す。

図 糖尿病コントロールの目標値

目　標	血糖正常化を目指す際の目標	合併症予防のための目標	治療強化が困難な際の目標
HbA1c(%)	6.0未満	7.0未満	8.0未満

治療目標は年齢、罹病期間、臓器障害、低血糖の危険性、サポート体制などを考慮して個別に設定する。

資料：「糖尿病診療ガイドライン2019」より筆者作成

☐ 皮膚が硬くなっていないか

インスリン注射をしている人では、同じ場所に何回も打つ人がいますが、その部分の皮膚が硬くなり吸収が悪くなります。注射の際には**皮膚の状態**を確認してください。

Check!
医療用語

【**インスリン**】膵臓から分泌されるホルモンで、肝臓などの臓器や筋肉に糖を取り込むときにはたらく。糖を血液から臓器などに取り込むため、血糖を下げる作用がある

【**耐糖能**】血糖値を正常に保つための、グルコース（ブドウ糖）の処理能力

【**HbA1c**】グリコヘモグロビン。血糖値は刻々と変動するため、糖尿病の病勢を表す指標としては使いにくい。HbA1c は、過去1～2か月の「血糖値の平均的な値」を表すため、糖尿病のコントロールの指標として使用される

14 痛風

医学の父・ヒポクラテスが紀元前に痛風の存在を記録しています。日本でも明治時代から記録があります。1960年以降、食事の欧米化等により患者数が急増しています。

主な症状

- 足趾（足の指）などに、風があたっても痛いほどの、**激しい痛み**が出ることが特徴です。**関節の腫脹、熱感、発赤**を伴います。
- 痛みは特に治療をしなくても数日で治まりますが、尿酸値をコントロールしないと発作を繰り返し、症状は徐々に悪化します。
- 手関節や足関節にも関節炎を起こしますが、膝や股関節に関節炎を起こすことはほとんどありません。

原因

- 痛風は、高尿酸血症（尿酸値が高い状態）が続くことで出現した**尿酸結晶**が関節に付着して発症する**関節炎**です。
- **プリン体**の多い食物をとると、体内で分解されて尿酸となり、高尿酸血症となります。

経過

- 痛風発作を起こした場合には、消炎剤の投与で炎症は治まり、痛みは軽減します。
- 発作が治まっても、尿酸値をコントロールしないと再び発作を繰り返します。尿酸値を下げる薬剤を服用するなどの治療が必要です。
- 治療をしないでいると、発作を繰り返すだけでなく、**痛風腎**など内臓の状態も悪化させます。

治療

- 発作時は、非ステロイド性消炎鎮痛薬を使い、関節炎を抑えて痛みを

軽減します。

● 発作が治まれば、高尿酸血症を改善する必要があり、尿酸排泄促進剤か尿酸生成阻害剤を服用します。

● 発作時は、尿酸値が急激に下がっても炎症が悪化するため、通常、尿酸値を下げる薬剤は使用しません。

よく使われるくすり

分類	商品名
非ステロイド性消炎鎮痛薬 （NSAIDs）	インダシン、ナイキサン、アルボ、ハイペン、ボルタレン、ロキソニン
痛風発作予防薬	コルヒチン
尿酸排泄促進薬	ユリノーム、ベネシッド、パラミヂン
尿酸生成阻害薬	ザイロリック、フェブリク、サロベール、リボール
酸性尿改善薬	ウラリット
尿酸分解酵素薬	ラスリテック（点滴薬）

 生活上の留意点

服薬管理が重要

● 発作が治まると痛みがなくなり、尿酸値を下げる薬を続けて尿酸値をコントロールすることを忘りがちになります。尿酸値のコントロールは発作の予防だけでなく、痛風腎などの合併症予防にも大切です。

● 高尿酸血症のある人では、プリン体を多く含む食品やアルコール（**表**）

14

を制限する必要があります。しかし、無理に制限をせず食事量を全体的に減らし、適度においしいものを食べるようにしてください。

● 肥満も痛風には危険因子であり、適度の運動は望ましいですが、激しい運動は、尿酸値を上げる要因となるため、避けてください。

女性ではまれな病気

● 痛風発作は男性に圧倒的に多い病気です。女性に起こることはまれで、女性が足趾の痛みを訴えるときは、外反母趾などのことがほとんどです。

脱水に注意

● 高齢者では、脱水のために尿酸値が高くなることがしばしばあります。さらに、利尿薬を服用している場合には、その傾向が強くなります。

表 食品に含まれるプリン体の量（mg /100g）

煮干し	746.1	鳥レバー	312.2
カツオブシ	493.3	牛レバー	219.8
マアジ干物	245.8	カツオ	211.4
マイワシ干物	305.7	マイワシ	210.4
イサキ白子	305.5	ズワイガニ	136.4
大正エビ	273.2	ローヤルゼリー	403.4
豚レバー	284.8	ビール	3.3〜6.9

資料：公益財団法人痛風・尿酸財団（https://www.tufu.or.jp/）（閲覧日2020年6月5日）より筆者作成

チームケア・連携のポイント

服薬管理をしっかりと

● 尿酸値のコントロールには、服薬管理が欠かせません。**薬剤師の居宅療養管理指導**などを活用しましょう（診療報酬上では**在宅患者訪問薬剤管理指導**があります）。そのうえで、多職種で連携し、服薬をチェックできる体制をつくってください。

水分量に注意

● 高尿酸血症では、尿量を多くして尿から尿酸を排泄する必要があります。脱水でも尿酸値は上がるため、しっかり**水分補給**をし尿量を増やすよう心がけます。サービス事業所と情報共有して工夫しましょう。

 ここを観察！

□医師から、尿酸値が高いと言われた場合

⬇

脱水に注意
まず脱水傾向がないか注意し、水分補給をこまめに行います。

□痛みのある関節周囲に腫脹、熱感、発赤がないか
痛風による関節炎は、関節の痛み以外に腫脹、熱感、発赤を伴います。

Check!
医療
用語

【**プリン体**】細胞中に含まれる成分で食物のうまみのもととなる。体内で分解されて尿酸となる
【**痛風腎**】尿酸結晶が腎臓にたまって起こるさまざまな腎障害

15 脂質異常症

50歳以上の男性の2人に1人、60歳以上の女性の3人に1人いる といわれる、ありふれた病気です。

◎ 原因

四つのタイプの脂質異常症

● **LDLコレステロール（LDL-C：悪玉）** の役割は、細胞の構成物質 であるコレステロールを全身に運ぶことで、**HDLコレステロール （HDL-C：善玉）** の役割は、不要なコレステロールを肝臓に戻すこ とです。

● 脂質異常症は四つのタイプに分けられます（**表**）。

● 高LDL-C血症と低HDL-C血症を放置していると、不要なコレス テロールが血管内にたまり、血管壁がもり上がって狭くなります （**図**）。これが**動脈硬化**で、進行すると**心筋梗塞**や**脳梗塞**の発症リスク が高くなります。

● 高トリグリセライド血症では、中性脂肪自体は悪さをしませんが、 LDL-Cを増やして、HDL-Cを減らす作用があるため、動脈硬化に つながります。

表 脂質異常症診断基準（空腹時採血）

LDLコレステロール	140mg/dL 以上	高LDLコレステロール血症
	120〜139mg/dL	境界域高LDLコレステロール血症
HDLコレステロール	40mg/dL 未満	低HDLコレステロール血症
トリグリセライド	150mg/dL 以上	高トリグリセライド血症

資料：「動脈硬化性疾患予防ガイドライン2017年版」より筆者作成

図 動脈硬化

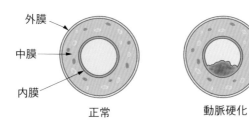

外膜
中膜
内膜

正常　　　　　　動脈硬化

診断と治療

- 脂質異常症は自覚症状がないため、年に一度は健康診断の血液検査を受ける必要があります。
- 診断基準（前頁の**表**参照）による診断後、年齢、性別、喫煙の有無、LDL‐C値、10年間の冠動脈疾患死亡率による**絶対リスク評価**に応じて、患者を**カテゴリー分け**します。
- 日本動脈硬化学会の「動脈硬化性疾患予防ガイドライン2017年版」では、各患者のカテゴリーに応じ、LDL‐C、HDL‐C、トリグリセライド、**non‐HDL コレステロール**についての**管理目標値や治療指針の原則**が示され、これらに基づいて治療が行われます。
- 薬物療法も、治療指針の原則に基づいて行われます。
- 女性の場合、女性ホルモン（エストロゲン）がコレステロールの悪玉化を防ぎ、動脈硬化の進行を防ぐため、薬物療法の対象とならないこともあります。
- どのカテゴリーであっても、治療の基本は、食事や運動などの**生活習慣の改善**です。

15

よく使われるくすり

分類	商品名
スタチン （HMG-CoA 還元酵素阻害薬）	メバロチン、リポバス、ローコール、リピトール、リバロ、クレストール
陰イオン交換樹脂	コレバイン、クエストラン
トランスポーター阻害薬	ゼチーア
プロブコール	ロルレコ、シンレスタール
フィブラート系薬	ベザトール SR、リピディル、トライコア、リポクリン、パルモディア
ニコチン酸系薬	ユベラ N、コレキサミン、ペリシット
多価不飽和脂肪酸	エパデール、ソルミラン、ロトリガ
植物ステロール	ハイゼット、トコオール

生活上の留意点

基本は生活習慣の改善

- 食事は、**総エネルギー摂取量を制限**します。
- **卵や脂肪の多い肉を減らして魚や大豆製品などを多く**とります。
- すでにコレステロール値の高い人は、**コレステロールを多く含む食品**（80頁の**表参照**）**を控え**、中性脂肪の多い人は、**菓子類やジュース類など甘い物のとり過ぎに注意**します。
- 食物繊維は血管壁へのコレステロールの沈着を防ぐため、**野菜、海草、きのこ類を十分にとる**必要があります。
- アルコールはビール１本、または日本酒１合程度に控えます。

チームケア・連携のポイント

● 高齢者の場合、脂質異常症があったとしても、これまでの食習慣を変えて楽しみが少なくなり、かえって元気がなくなっては本末転倒です。その他の疾患も含め、全体のバランスで考える必要があります。ケアマネジャーは医療・介護の連携の要になって、そのバランスがとれるようにしてください。

● **運動**は大切ですが、すでに動脈硬化が進んでいる場合は激しい運動は控えたほうがよいため、**医師に相談**してください。

 ここを観察!

脂質異常症の薬剤の副作用で、**横紋筋融解症**が起こることがあります。

□ **脱力や筋肉の痛みやこむら返り、尿の色が茶褐色に変化している場合**

⬇

かかりつけ医に相談を

Check!
医療
用語

【絶対リスク評価】複数の危険因子（高血圧や脂質異常症など）を併せもつ人に、心血管イベント（心筋梗塞など）の起きる確率による評価方法

【non-HDL コレステロール】総コレステロール値から HDL-C 値を引いた値。空腹時以外の採血時でも使用可能。心血管イベントの予測因子となる。LDL-C の管理目標値＋30mg/dL が non-HDL コレステロールの管理目標値になる

【横紋筋融解症】横紋筋細胞が融解し、筋細胞内の成分が血中に流れる病気。さまざまな臓器に影響が出る

16 ノロウイルス感染症

冬場になると増え、高齢者施設などで集団発生することもあります。

主な症状

● **吐き気、嘔吐や下痢**が主症状で、発熱を伴うこともあります。
● 高齢者や乳幼児だと下痢が続くため**脱水症状**を起こし、重篤な状態になることがあります。
● 軽い風邪症状だけの場合もあります。

原因

● ノロウイルスは**経口感染**で、ウイルスに汚染されたカキなどの貝類を十分に加熱せず食べた場合に起こります。
● ウイルスに汚染された調理台や調理器具を使ったり、ウイルスに感染した人が調理をしたりすることで、**二次感染**することもあります。
● 感染者の嘔吐物、便などから感染することもあります。
● **潜伏期間は24～48時間**です。感染しても発症しない場合や、症状が軽い場合もあります。
● 症状が治まっても、しばらくは排菌しています。

診断

● 便検査で、15分で診断がつく迅速キットもあります。
● 一人暮らしの人などは検査の必要はあまりありませんが、施設の入居者で嘔吐や下痢が続く場合は**早めに診断**をして、感染が広がらない対応をしましょう。
● 検査は3歳未満、65歳以上の人は保険適用となっています。
● 検査で陽性の場合はノロウイルス感染症と診断できますが、感染していても陰性となることもあり、安心はできません。

◉ 治 療 と 経 過

- 健康な成人は1〜2日で治ります。
- ノロウイルスに効く薬はありません。**脱水に注意**し、市販のイオン飲料水などで**水分補給**することが第一です。
- 高齢者で水分が十分にとれない場合は、**点滴**も必要になります。
- 下痢止めの薬は、回復を遅らせることになるため基本的に使いません。通常、下痢は数日で治まるため、無理に止めないで全部出したほうがよい場合がほとんどです。
- あまりひどい下痢が続く場合には、整腸剤の投与なども検討されます。

生 活 上 の 留 意 点

　ノロウイルスは人から人への感染力が強く、高齢者施設などでも**集団感染**を起こすことがあります。施設ケアマネジャーにとっては特に注意が必要な病気です。二次感染の予防法は以下のとおりです。

処 理 の 基 本

- 感染者の便や嘔吐物には多量のウイルスが含まれるため、処理の際には**使い捨ての手袋**、**エプロン**、**マスク**を着用します。
- 便や嘔吐物はペーパータオル等で拭き取り、ビニール袋に入れます。袋のなかからウイルスが出ないようしっかり口を縛って捨ててください。

消 毒 方 法

　便や嘔吐物で床が汚れた場合の消毒法は、**消毒薬**を使う方法、または**加熱消毒**の2通りです。アルコールや石鹸は効果がありません。

消毒薬

● 消毒薬は**次亜塩素酸ナトリウム**を使用します。

参考：ノロウイルスの消毒薬のつくり方

● 次亜塩素酸ナトリウムを50 ～ 100倍に薄
めます。100倍に薄めるには、500mLの
ペットボトルを使うのが簡単です。ペット
ボトルのキャップは5mLなので、キャップ
1杯の原液（濃度10%）と水を、ペットボ
トルがいっぱいになるまで入れます。

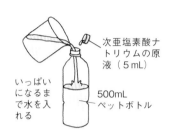

次亜塩素酸ナ
トリウムの原
液（5mL）

いっぱい
になるま
で水を入
れる

500mL
ペットボトル

＊時間とともに消毒効果が減弱するため、つくり置きはできません。使う
たびにつくってください。

＊この消毒液での手洗いは、皮膚が痛むのでやめましょう。

● 汚れた床の上に消毒薬をしみこませたペーパータオルや使わないタオ
ルを置き、**30分放置**してください。その後、水で再度拭きます。

● 嘔吐物で汚れたシーツなども、**一度消毒液に浸して洗濯**します。その
まま洗濯すると洗濯機がウイルスで汚染され、洗濯物から感染が広が
りかねません。

加熱消毒

● **85℃、1分以上**でウイルスは死滅します。

● 食器や衣類などは**熱湯につけること**ができます。

● カーペットなどは**スチームアイロン**を用いるのも有効です。ただ、範
囲が広い場合には適していません。

● これらの処理は、**乾燥する前に行うこと**が鉄則です。乾燥するとウイ
ルスが空中に舞い、これが口に入り感染することもあります。

ふだんから感染症対策を

- 手洗い、手袋やマスク着用等をしっかりとしておくことも大切です。
- 特に手洗いは、感染症予防の基本中の基本です。調理の前、利用者の便や嘔吐物を処理した後などには手洗いをきちんとしましょう。**手洗いの習慣**だけでかなりの感染症の予防になり、自分の身も守ります（手洗い方法は177頁の**図**参照）。
- また、手袋やマスクをはずす際は汚染部に触れた部分を触らないように注意してください（**図**）。

図　使い捨て手袋のはずし方

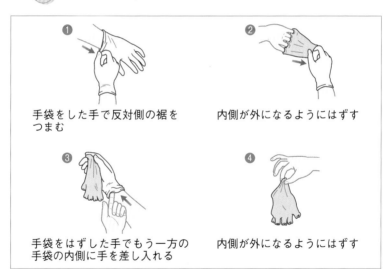

❶ 手袋をした手で反対側の裾をつまむ

❷ 内側が外になるようにはずす

❸ 手袋をはずした手でもう一方の手袋の内側に手を差し入れる

❹ 内側が外になるようにはずす

チームケア・連携のポイント

- 水様下痢が1日に何度も続く場合は医師に相談しましょう。**整腸剤の投与**などが検討されることがあります。

16

● 高齢者施設でノロウイルス感染が疑われる場合には、医療機関で検査を受けたほうがよいでしょう。

● ノロウイルス感染者が施設で発生した場合、家族の面会なども制限を行い、職員の感染予防対策も行ってください。

● 下痢が続く場合は水分摂取を促して、脱水予防に努めてください。

 ここを観察！

ノロウイルス感染で下痢が続く場合

□ **皮膚の張りや腋の下の湿り具合、舌の状態などを観察**

脱水が疑われる場合

→ 医師に報告をして、点滴などの必要性を相談

□ **下痢の回数や便の状態**

特に下痢の回数と量については、脱水発生の目安になるため記録しておきます。

医療用語

【経口感染】ウイルスなどの病原体が口から消化管を通して感染すること

【次亜塩素酸ナトリウム】強アルカリ性で殺菌作用、漂白作用を有する（化学式は NaClO）。商品名ではハイターやキッチンハイターなどがある

17 熱中症

熱中症とは、暑い環境下で、脱水や体温の上昇により起こる身体の異常のことです。熱中症患者の約半数は65歳以上の高齢者です。

主な症状

- 頭痛、めまい、立ちくらみ、歩行困難（まっすぐ歩けない）、手足のしびれ・痙攣（けいれん）、脱力感、トイレの回数が減る、汗をかかないといった症状があります。
- 他覚的には、皮膚が乾燥してきて、口のなかもねばついてきますが、**のどの渇きは訴えません**。

治療

治療は重症度によりⅢ度に分類されています。

- Ⅰ度：在宅での処置で対応可能

  症状：**めまい、気分不快、手足のしびれ、こむら返り、血圧低下**など

  対応：**水分補給と室温管理**をして、衣服を緩めて身体を冷やしてください。

- Ⅱ度：医療機関への搬送が必要

  症状：**頭痛、吐き気、疲労感、大量発汗、頻脈、下痢**など

  対応：医療機関へ連れて行き、**点滴治療**などが必要です。

- Ⅲ度：医療機関へ入院して集中治療が必要

  症状：**意識混濁**、あるいは**意識消失、せん妄状態**

  対応：**救急搬送が必要**になります。多くの場合、入院となります。

生活上の留意点

- 日中の炎天下だけでなく、室内でも多く発生します。
- 特に高齢者では、**自覚しないまま症状が進行**していることが多く、家族や周囲の人たちもその危険性を認識しておく必要があります。

予 防

● **暑さを避ける**：室内では**エアコン**、**扇風機**などを使い**室温を28℃以下**に調整します。高齢者ではエアコンを使うことを嫌う人もいますが、暑い夏の日には必要です。また、カーテンやすだれで直射日光を遮りましょう。認知症高齢者では適切な服を着られない人もいます。通気性、吸湿性、速乾性のよい服を着せるようにしてください。**保冷剤や水、冷たいタオルで身体を冷やす**ことも効果があります。

● **水分補給をこまめに行う**：いつでも水分がとれるように、ベッドのわきにペットボトルなどを用意しておきます。また、電解質を含まない水分だけを補給していると、低ナトリウム血症になることがあります。梅干し、せんべいなど**塩分を含む食物**もとるようにしてください。

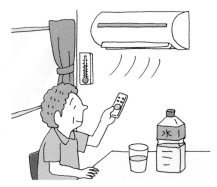

図　熱中症の予防

● 室内に温度計を置いて、常に室温を測ることも予防に効果があります。

 ここを観察！

□いつもと違う、様子がおかしい

● 介護が必要な人ほど熱中症のリスクは高くなります。食事量や水分量が減っているだけでなく、利尿薬を服用している人も多数います。様子がおかしいと思ったら、体温を測るようにしてください。

● 熱中症は暑い日ばかりではなく、湿度の高い日にも起こります。湿度が高いと発汗が減り、熱がこもりやすくなるからです。除湿をすることで体感温度を下げることができます。

18 脳血管障害

脳血管障害（脳血管疾患）は、要介護状態になる原因として頻度が高い疾患です。また、脳血管障害は2018年において死亡原因の第4位となっています。

● 疾患概念

脳血管障害は**生活習慣病**等に起因する脳血管の血流障害や出血によって、四肢麻痺や意識障害を起こす発作の総称です。①**血管が詰まる脳梗塞**と②**血管が破れる脳出血・くも膜下出血**に大別されます。一般に脳卒中と呼ばれます。

● 主な症状

脳梗塞

- 脳梗塞は脳血管障害の**約75%**を占めます。
- 多くの場合、何の前触れもなく、血流障害の起こった**脳の支配領域に応じた麻痺**で始まります。**突然手足が動かなくなった、話しづらくなった、物が二重に見えるようになった**などの症状です。
- おおまかに以下のように分類されます（**図**）。
  ①アテローム血栓性脳梗塞
  　脳血管の**動脈硬化**により血管が狭くなるなどで起こる
  ②心原性脳塞栓
  　脳の血管に心臓などでできた血のかたまりが詰まる
  ③ラクナ梗塞
  　小さな血管が詰まる。梗塞巣も 1.5 cm 以下である
  ④一過性脳虚血発作（TIA）
  　一時的に脳血管が詰まり、すぐに血流が再開する。脳梗塞の人の約3割にみられる

脳出血・くも膜下出血

- 脳出血では手足の**運動麻痺**や、**頭痛や嘔吐、ろれつが回らない、意識状態が悪くなる**などの症状があり、急激に昏睡に陥って死に至ることもあります。
- くも膜下出血では、**嘔吐や意識消失を伴う激しい頭痛**が高頻度で

起こります。

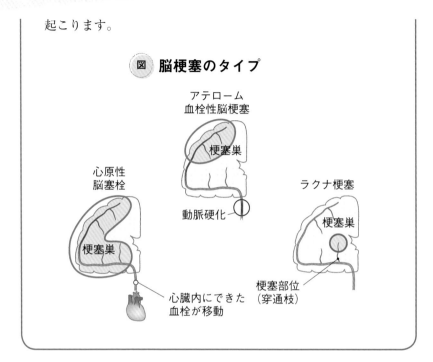

図 脳梗塞のタイプ

アテローム
血栓性脳梗塞

梗塞巣

心原性
脳塞栓

ラクナ梗塞

梗塞巣

動脈硬化

梗塞巣

梗塞部位
（穿通枝）

心臓内にできた
血栓が移動

◉ 経 過 ・ 診 断 ・ 治 療

● TIA では、症状がすぐに回復することもありますが、**脳梗塞を再発する確率が高い**ため、病院で診察を受けてください。

● 脳梗塞の診断には頭部 MRI 検査などが必要で、脳梗塞と脳出血では治療方法も異なります。**専門医の診察**が重要です。

治療は時期により三つに分けられます。

①急性期（発症直後〜3週間）

②回復期（発症から3〜6か月）

③維持期

● 急性期では**早期診断・早期治療**が原則で、手術治療か保存的治療（手術をしない治療）かが選択されます。

- 脳梗塞の**発症後3時間以内に診断**ができれば、脳血管の血流を再開させる点滴治療などの選択肢もあります。
- **リハビリテーションは急性期から**開始して、早期の離床を図ります。症状が安定すれば、急性期病院からリハビリテーション病院に転院をするか、症状が軽い場合には自宅に退院する場合もあります。
- 脳出血では麻痺症状の進行が脳梗塞より早い傾向にあります。
- 脳出血の治療では血腫を取り除く外科的治療と、薬物を使う保存的治療がありますが、どちらの治療法にも一長一短があり、出血の程度や本人の病状により決められます。

よく使われるくすり

分類	商品名
抗血栓薬	バイアスピリン、パナルジン、プレタール、プラビックス、エパデール、ドルナー、プロサイリン、アンプラーグ、バファリン、エフィエント
抗凝固薬	ワーファリン
経口トロンビン直接阻害薬	プラザキサ、リクシアナ、イグザレルト、エリキュース
脳循環・代謝改善薬	セロクラール、サアミオン、ケタス、シンメトレル、アデホスコーワ、チトレスト、トリノシン、ガンマロン、ATP、ヒデルギン

生活上の留意点

服薬情報に注意

- 脳梗塞の予防薬や抗凝固薬は、抜歯や手術の際に、**一時的に服薬を止める場合**があります。しかし、疾患予防の点から継続したほうがよい

Chapter I
時代が求める在宅医療

Chapter II
高齢者の心身の特徴と観察ポイント

Chapter III
高齢者によくみられる疾患

場合も多く、必ず医師と相談をしてください。

脳出血が起こりやすい時間帯

● 脳出血が起こりやすいのは、血圧の変動が激しい日中です。真冬と真夏の朝7時頃と夕方5時頃という統計もあります。

● 脳出血は、戸外に出たとき、入浴中、興奮時、排便時などに起こりやすい傾向があります。

維持期のリハビリテーション

● リハビリテーションというと、どうしても理学療法士や作業療法士が行う機能訓練を中心に考えがちですが、デイサービスの利用なども立派なリハビリテーションです。顔を洗い、着替えをしてデイサービスに出かけ、体操やゲームをしたり、人と話をすること、これらすべての活動がリハビリテーションとなります。

● **尊厳と社会性の回復**を通じて自己実現を可能にする観点からケアプランを考えてください。

チームケア・連携のポイント

早期の対応と服薬情報の共有

● 脳梗塞は脱力感が起こることが多く、当初は意識がはっきりしていることもあります。この病気が疑われたら、できるだけ早く病院に行くことが必要です。

● 抜歯や手術の際に一時的に服薬を止めることがあるため、**事前に歯科医や担当医に服薬情報を伝える**必要があります。

● ワーファリンなどの抗凝固薬服用中の患者の抜歯に関してはガイドラインがあり、**原疾患が安定し凝固機能が保たれている**場合は、休薬せず抜歯することもあります。

●バイアスピリンは手術7〜10日前から休薬、パナルジンは10〜14日前から休薬など、**薬剤によって期間は異なる**ため、医師への相談が必要です。

 ここを観察！

□けがで出血がなかなか止まらない、尿管カテーテルからの出血が止まらない場合

診察をする医師にパナルジンなどの服薬内容を伝える

Check!

医療
用語

【生活習慣病】不規則な食事、運動不足、飲酒、喫煙などを原因とする疾患のこと。糖尿病、脂質異常症、高血圧などがある

【動脈硬化】動脈が肥厚した状態。脳梗塞や心筋梗塞の原因となる

【原疾患】その人がもともともっている病気のこと

19 慢性硬膜下血腫

転倒などの外傷により起こる疾患で、認知症の症状を呈することがあります。

◉ 原因

脳のしくみと硬膜下血腫

- 人の脳と脊髄は、**硬膜**という厚く強靱な膜に覆われ、なかは**脳脊髄液**で満たされています。
- 硬膜と脳の間にはさらに**くも膜**と呼ばれる膜があり、この二つの膜の間には微細な**硬膜下隙**(こうまくかげき)と呼ばれる隙間があります。
- 転倒などの**頭部外傷**により脳と硬膜をつなぐ橋静脈(きょうじょうみゃく)から出血が起こると、脳脊髄液と混ざった血性貯留液が硬膜下隙で被膜を形成し、**血腫**となります。
- 頭部外傷の1〜2か月後、血腫が大きくなって**脳を圧迫して起こる疾患**が慢性硬膜下血腫です。

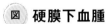

図 **硬膜下血腫**

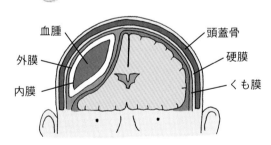

血腫　　　頭蓋骨
外膜　　　硬膜
内膜　　　くも膜

特徴と発症リスク

- 年間の発生頻度は10万人に1〜2人で、男性に多い傾向です。
- この疾患の発生に関係がある因子として、①大量飲酒、②脳萎縮、③出血傾向、④抗凝固薬の服用、⑤水頭症の術後、⑥透析、⑦くも膜下出血後などがあります。

● 主な症状と経過

- 血腫が小さいときには症状は出ませんが、大きくなって圧迫が強くなるに従い、**記銘力低下、認知障害、意欲の減退、片麻痺、失語症**などの症状が出てきます。
- 血腫による**頭蓋内圧**亢進の症状では、**頭痛や吐き気**があります。
- これらの症状は、若い人ほど起こりやすく、高齢者で脳萎縮の強い人は頭蓋内圧があまり亢進しないため、**症状は起こりにくい**傾向にあります。高齢者では、認知症の症状だけがみられる場合もあります。

● 診断と治療

- 診断は単純 X 線画像ではできないため、頭部 CT あるいは MRI 検査が必要です。
- 血腫が小さく、症状も強くない場合には保存的に（手術をせず）経過をみることもありますが、多くの場合は手術による血腫の除去を行います。
- 現在は局所麻酔下で頭蓋骨に穴をあけて血腫の排液と洗浄を行うことが多くなりました。
- 手術のタイミングをはずさなければ、予後はよいとされています。

よく使われるくすり

商品名
マンニットール、グリセオール

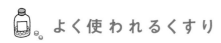

点滴薬

ChapterI
時代が求める在宅医療

ChapterII
高齢者の心身の特徴と観察ポイント

ChapterIII
高齢者によくみられる疾患

 生 活 上 の 留 意 点

「治る認知症」を見逃さない

● 慢性硬膜下血腫でも認知症の症状を示すことがありますが、認知症は「症候群」で、認知症を引き起こす疾患は**70種類程度**あります。

● 慢性硬膜下血腫のように、**「治る認知症」も5％程度**あります。頭部CTなどの画像診断だけで認知症かどうか診断することは不可能ですが、慢性硬膜下血腫は画像で診断が可能です。認知症の人に頭部CT検査をするのは、慢性硬膜下血腫などを鑑別診断するのが主な目的です。

● 「治る認知症」には、**脳炎**や**梅毒**などの感染性疾患、**甲状腺疾患**や**ビタミンＢ欠乏症**などの内分泌疾患、**膠原病**、慢性の**腎臓や肝臓の疾患**、**正常圧水頭症**などがあります。

● 認知症をひとくくりにせず、原因疾患は何なのか医師に確認することが重要です。

チーム ケ ア ・ 連 携 の ポ イ ン ト

早期の診断につなげる

● 正しく診断され、適切な治療が行われれば完治するため、まず慢性硬膜下血腫という疾患があることを念頭に置いてください。

● 転倒などをきっかけに認知障害や歩行障害などの症状が出てきた場合に、慢性硬膜下血腫を疑ってみます。

● 早期に診断ができるよう、医療機関を受診してもらうなどの適切な判断をしてください。

ここを観察！

□急に認知症の症状が現れたり、歩行障害が起きる場合

上肢や下肢に皮下出血がないか観察

→転倒などが疑われれば、頭部CT検査が可能な医療機関受診が必要。認知障害があると、転倒したことを本人が忘れていることが多く、問診だけでは不十分

Check!

医療
用語

【脳脊髄液】脳室とくも膜下腔を満たす無色透明な液体。脳の水分含有量の緩衝作用や形態維持に役立っている

【頭蓋内圧】頭蓋内の圧力であり、ほぼ一定に保たれている。脳出血や頭部外傷により圧力が上がると、頭痛や吐き気などの症状が出る。一定以上に上昇すると死に至ることもある

20 パーキンソン病

指定難病にも指定されています。中年以降の発症が多く、日本では
人口10万人あたり100〜150人の患者がいると推定されています。

主な症状

①振戦
● 震えは**片方の手から始まる**ことが多く、症状が進むと反対の手に
広がります。
● 安静時に強く出て、動作をしているときには消失したり軽減した
りすることが特徴です。

②固縮
● 筋肉が硬くなるため、患者の肘を他の人が曲げ伸ばしすると、カ
クン、カクンと抵抗を感じます。これは歯車を回しているときの
感じに似ているため、**歯車現象**とも呼ばれています。

③無動
● すべての動作が**緩慢**になります。歩行も歩幅が小さくなり、最初
の一歩を踏み出すのが困難になる**足すくみ状態**がみられます。

④姿勢反射障害
● 人の身体には倒れそうになると反射的に姿勢を戻そうとする機能
がありますが、この機能障害のため、少しでも押されると**姿勢を
保てなく**なります。

その他
● 起立性低血圧や便秘、排尿障害などの**自律神経障害**、うつ症状や
認知症といった**精神障害**を合併することも少なくありません。

原因と診断

● パーキンソン病は中脳黒質でつくられる**神経伝達物質**である**ドーパ
ミンの不足**によって起こる病気です。
● ドーパミンが不足すると脳からの指令がうまく伝わらなくなり、**錐体_{すいたい}
外路症状**_{がいろしょうじょう}を示します。

● 診断は前頁の症状を確認することと、抗パーキンソン薬の効果をみて臨床的に行いますが、パーキンソン症候群や他の神経疾患との鑑別が必要になります。

参考：レビー小体

● レビー小体型認知症患者の脳神経細胞のなかに認められるレビー小体は、パーキンソン病の中脳黒質にもみられ、二つの疾患は関連が深いものです。異常たんぱくが沈着する部位の違いにより病気が異なるのですが、レビー小体型認知症においても、進行するとほとんどの例でパーキンソン病を合併します。

経 過

病状は緩やかに進行しますが（**Hoehn & Yahr（ホーエン＆ヤール）の重症度分類：表**）、薬剤により、生命予後は通常の人と差がないといわれています。

表 Hoehn & Yahr（ホーエン＆ヤール）の重症度分類

ステージ1	手足片側のみの症状、障害は軽度
ステージ2	両側に症状はあるが、普通の生活は可能
ステージ3	姿勢反射障害が加わるが、職種によっては仕事は可能
ステージ4	起立、歩行は可能であるが、日常生活に介助を要する
ステージ5	車いすが必要、寝たきり状態

◉ 治 療

- 治療は**薬剤投与が中心**となりますが、長期間服用によるさまざまな**副作用**があり、定期的な医師の診察が欠かせません。
- **外科的な手術**を行うこともあります。
- **リハビリテーション**による筋力維持も必要です。

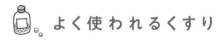

よく使われるくすり

　パーキンソン病の薬は、**不足しているドーパミンを補う薬**が多く、作用機序（効くしくみ）によって分けられています。

分類	商品名
ドーパミン補充薬	マドパー、ドバストン、ドパール、メネシット、イーシー・ドパール、ネオドパゾール
ドーパミン受容体作動薬	パーロデル、ペルマックス、カバサール、ドミン、ビ・シフロール、レキップ
抗コリン薬	アキネトン、アーテン、トレミン、パーキン、ペントナ、トリモール
ドーパミン遊離促進薬	シンメトレル
ノルアドレナリン前駆薬	ドプス
ドーパミン代謝酵素阻害薬	エフピー、アジレクト
L-ドーパ代謝酵素阻害薬	コムタン
レボドパ賦活型	トレリーフ

生活上の留意点

薬の副作用に注意

抗パーキンソン薬はさまざまな副作用が起きます。

● ドーパミン補充薬では、長期投与による**オン・オフ現象**や**ウェアリング・オフ現象**、または**ジスキネジア**という不随意運動の副作用があります。

● ドーパミン受容体作動薬では、**幻視**などの精神症状が強く出やすいため、認知症の人には投与を控えます。

● また、ドーパミン受容体作動薬の服用を急にやめると、**悪性症候群**という重篤な副作用を起こすことがあります。

進行に伴う環境整備

● 症状が進行し、姿勢反射障害によって中等度のADL（日常生活動作）障害が生じてくると、起居動作や歩行、移動動作の際に**転倒の危険**があります。**段差の解消**等、**住宅改修**を検討します。

● 足すくみ状態は目標物があると軽減します。歩く際に歩幅の間隔で線を引くなどの工夫で歩行しやすくなります。

● さらに症状が進行し、薬の副作用で**オン・オフ現象**、**ウェアリング・オフ現象**が出ると、動作障害が著しくなります。薬の服用時間によってオフの時間帯を予測することも可能です。入浴の時間帯などは配慮する必要があります。

指定難病

● パーキンソン病は**指定難病**であり、公的な助成を受けることができます。しかし、多くの場合は脳血管障害後に二次的に起こる**パーキンソン症候群**のことが多く、医師の診察による鑑別が必要です。

- また、パーキンソン症候群は抗精神病薬などの副作用でも起こることがあるため、**認知症の行動・心理症状（BPSD）に対して抗精神病薬が処方されている場合**などでは注意が必要です。

 チームケア・連携のポイント

サービス導入のタイミングを逃さない

- 抗パーキンソン薬は副作用の確認や服薬管理が重要なため、在宅では薬剤師による**居宅療養管理指導の導入を検討**します。
- パーキンソン病は薬剤がよく効き症状が改善します。疑われる場合は**専門医の受診**につなぐことが重要です。
- 専門医へは、振戦の有無や第一歩がなかなか踏み出せない足すくみ状態、小刻み歩行などの様子について、情報提供をしてください。
- 身体の動きが緩慢となったり、口数が少なくなるため、うつ病との鑑別が困難になります。うつ病が疑われる場合も専門医への受診をかかりつけ医と相談してください。

 ここを観察！

☐ **幻視などの症状がみられる場合**

⬇

パーキンソン病はレビー小体型認知症などを伴う頻度が高い
→かかりつけ医に専門医への受診を相談

☐ **寝たきりの状態まで病状が進行した場合**

⬇

<ruby>褥瘡<rt>じょくそう</rt></ruby>、肺炎など、合併症に注意

【神経伝達物質】 脳、脊髄などの神経細胞内に貯えられ、神経細胞の接合部位で情報伝達を介在する物質

【錐体外路症状】 神経学的症状の一つ。筋肉が硬くなり動きが少なくなるタイプと、多動がみられるタイプがある

【オン・オフ現象】 ドーパミン補充薬の長期投与で起きる副作用。薬の効果が効いている「オン」と、突然薬の効果が切れて身体が動かなくなる「オフ」とを繰り返す

【ウェアリング・オフ現象】 ドーパミン補充薬の長期投与で起きる副作用。薬の効果の持続時間が短くなり、内服直後や時間が経ったときに効果が切れる

【ジスキネジア】 不随意運動の一つで、パーキンソン病治療におけるドーパミン補充薬の副作用として起こる

【悪性症候群】 精神神経用薬の副作用で、高熱や意識障害などがみられ入院が必要な場合もある

COLUMN **パーキンソン病の副作用、ジスキネジア**

　パーキンソン病を長らく患っている77歳の女性が、「息がしづらい」という主訴で来院しました。酸素濃度は正常であり、胸部写真も異常がなく、聴診上も正常です。特に異常がないため、リハビリテーションで経過をみるように話しました。しかし、いつまで経っても症状は治まらず、神経内科の専門医に紹介しました。そこでの診断はパーキンソン病の副作用によるジスキネジアでした。ジスキネジアは不随意運動といわれる運動障害の一種です。自分の意思に反して、身体や手足がくねくねと動いたり、震えたりします。対処法はレボドパ製剤を減らすことです。しかし、そうすると身体の動きが悪くなることがあります。この女性の場合は、その話を聞いて納得し、薬は特に減らさないで済みました。

Chapter I
時代が求める在宅医療

Chapter II
高齢者の心身の特徴と観察ポイント

Chapter III
高齢者によくみられる疾患

21 筋萎縮性側索硬化症
（Amyotrophic Lateral Sclerosis：ALS）

運動系の神経が障害を受け、重篤な筋萎縮と筋力低下を起こす、原因不明の疾患です。指定難病にも指定されています。

🔵 主な症状と原因

二つの運動ニューロン

ALSでは、**上位運動ニューロン**と**下位運動ニューロン**の両方の障害による症候を示します（図）。

● **上位運動ニューロン**：主として大脳皮質から延髄の錐体を通る、**脊髄前角までの神経伝達路**のこと

　上位運動ニューロンが障害されると→四肢の筋肉の緊張が高まり、**腱反射**が亢進、**バビンスキー反射**などの病的反射もみられます。

● **下位運動ニューロン**：脊髄前角から末梢神経となり神経筋接合部で筋肉まで達する神経細胞のこと

　下位運動ニューロンが障害されると→四肢の筋萎縮と筋力低下、**線維束性収縮**などが起きます。

図 　上位運動ニューロンと下位運動ニューロン

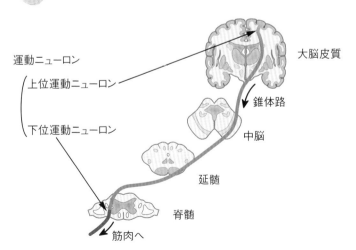

運動ニューロン

　上位運動ニューロン

　下位運動ニューロン

大脳皮質

錐体路

中脳

延髄

脊髄

筋肉へ

経 過 と 診 断

- 多くの場合、一側上肢遠位部（片方の手や指）の筋力低下から始まり、**筋萎縮と筋力低下が進行**して四肢に及びます。
- 近位筋（胴体に近い筋）や舌にも広がり、**球麻痺による嚥下障害**なども起こってきて、発症後3〜5年の経過で**呼吸筋麻痺**に至ります。この段階までくると、**人工呼吸器**をつけないと延命できません。
- 初期は診断が困難で、**歩行障害やろれつが回らなくなる**などの症状から始まることもあり、**神経内科医による診察**が必要です。
- 症状が出てから**診断がつくまで平均で約1年**かかります。補助診断検査として、神経の伝導速度や活動電位を調べる神経伝導検査や筋電図検査などが行われます。

治 療

- 現在ALSの進行を止める薬剤はありません。病気の進行に応じたリハビリテーションと介護が主体となります。
- 嚥下障害のため、胃ろうを造設しないと栄養失調で死に至ります。
- 呼吸筋麻痺が起こると、延命には人工呼吸器装着が必要となります。

よく使われるくすり

商品名
リルテック（1日量100mg（2錠）朝夕服用）

 ## 生活上の留意点

病状に応じた用具とリハビリテーション

● 病状に応じた**リハビリテーション**や**装具療法**を行うことで、生活の質の向上や、関節の痛みの改善につながります。

● 歩行障害が起こってきた場合は、杖や、家庭内の手すりが必要です。

● さらに歩行が難しくなった場合は、車いすも必要になります。車いすもいろいろなタイプがあるため、症状が進行した場合にはヘッドサポートをつけるなど、身体の状態に合わせたものが必要です。

● 透明文字盤やコンピューターを使った意思伝達装置が開発されています（**図**）。

図　透明文字盤とその使用例

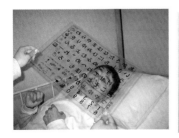

写真提供：株式会社テンシル

制度の活用

● ALS をめぐり、さまざまな助成制度があります。代表的なものは以下のとおりです。

①指定難病医療費助成制度

指定難病に指定された333疾患（2019年7月1日現在）に対して、所得に応じた医療費の自己負担限度額が決まる。重症患者の認定を受けると、入院費や通院費、訪問看護の自己負担分も助成される。都道府県が実施する事業で、地域の保健所等に申請。

②重度心身障害者医療費助成制度

身体障害者手帳1、2級または3級の一部に該当する場合などに、指定難病以外の疾患の医療費の自己負担分が助成される。都道府県・市町村など自治体による制度のため、詳細は自治体に確認。

③介護保険制度

ALS は特定疾病のため、40歳以上の場合に利用できる。

④障害者総合支援法による障害福祉サービス等

サービスの対象疾患のため、介護保険の対象になるまでの間利用できる。市町村の窓口等に申請。

⑤在宅人工呼吸器使用患者支援事業

在宅で人工呼吸器を使用する ALS 患者に対し、医療保険の回数を超える訪問看護の費用を助成する。都道府県が実施する事業で、保健所等に申請。

⑥難病特別対策推進事業

難病の患者に対する相談・支援、医療提供体制の確保と在宅療養支援等の目的で都道府県等が実施する事業。詳細は地域の保健所等に確認。

介護のマンパワー

● ALS では運動機能だけでなく、球麻痺による摂食嚥下機能や呼吸機

能が低下するため、医療だけでなく**介護のマンパワー**も多く必要とします。

● 介護家族の負担となっていた ALS 患者の痰の吸引についても、制度が徐々に変わり、特定の介護職が行えるようになりました。

人工呼吸器の選択

● 呼吸筋が麻痺してきて息ができなくなったとき、人工呼吸器をつけるかどうかは生死に直結する問題です。悩み苦しみ、気持ちが揺れ動く患者と家族がほとんどで、ケアマネジャーはその気持ちに寄り添うことが必要です。

● 決断は簡単でないこと、**気持ちは最期まで揺れ動く**ことを理解する必要があります。

チームケア・連携のポイント

顔の見えるチームづくりを

● ALS では生活を支えるための多職種連携が大切です。診断がついたら早期から介入をして、**家族を含めたチーム形成**をしていきましょう。

● かかりつけ医と神経内科専門医、訪問看護師などの医療職同士の連携も必要となってきます。**医師間の情報**についても共有できるように、ケアマネジャーは双方と関係構築をしてください。

● 多職種間の調整はケアマネジャーの役割です。サービス担当者会議はある程度定期的に行い、顔の見える関係をつくっておいてください。

医行為と急変時の対応

● 介護職が痰の吸引を行う場合があるため、緊急時の連絡について、看護師や医師と打ち合わせた内容を書面化するとよいでしょう。

● 呼吸器をつけない意思表示を明確にしている場合には、急変時の対応

についても「救急車を呼ばない」など具体的にし、家族や医師との合意を明確にします。書面として残し、保管しておいてください。

 ここを観察！

□嚥下困難が進行し、水分などの飲み込みでむせることが多くなった場合

胃ろう造設の検討が必要
→嚥下状態を把握し、医師に相談

Check!
医療
用語

【腱反射】腱をたたくと起こる刺激が脊髄に送られ、反射的に収縮が起こる反応。膝蓋腱反射（しつがいけんはんしゃ）・アキレス腱反射などがあり、錐体路障害や末梢神経障害の判断の目安になる

【バビンスキー反射】足底をとがったもので踵からつま先に向けこすったとき、親指が足背（足の甲側）に曲がり他の4本は外側に開く現象。上位運動ニューロン障害で出現

【線維束性収縮】筋腹（筋の中央部）に肉眼的に見られる筋の小さな痙攣（けいれん）のことであり、筋腹への刺激で起きやすい

【球麻痺】延髄の運動神経核の変性で起こる麻痺。嚥下障害、構音障害、舌の筋萎縮等が出て、食事摂取が困難となる

22 認知症

現在の日本には、認知症の人が500万人以上いると推定されています。65歳以上の高齢者の約7人に1人が認知症と見込まれています。

定義

- 認知症は、一度獲得した認知機能が後天的な疾患により障害され、社会生活や日常生活に支障をきたすような状態のことです。
- 認知症は**症候群**で、認知症を引き起こす疾患は**70種類程度**あります。
- 最も頻度が高い認知症は**アルツハイマー型認知症**で半数以上を占めています。**血管性認知症、レビー小体型認知症、前頭側頭型認知症**の頻度も高いです。
- 認知症のなかには、慢性硬膜下血腫（119頁参照）など治る認知症も約5％含まれます。

主な症状と経過

- 認知症には大きく分けて**中核症状**と**行動・心理症状（BPSD）**の2種類の症状があります。
- 中核症状は、脳細胞が障害を受けるために起こる症状です。
- BPSDは、認知機能の低下によって周囲の認識が正しくできなくなることなどから起こってくる症状です。

アルツハイマー型認知症

- 中核症状としては、**記憶力低下、実行機能障害、見当識障害、失行、失認**などがあります。
- 記憶力低下では出来事全体を忘れる特徴があります。しかし、身体で覚えた手続き記憶は最後まで残ります。
- 10〜20年の間に進行し、最終的には嚥下反射が消失して食事や水分がとれなくなり、死に至ります。
- 記憶力は、時間軸で分類すると、次の順番で低下していきます。

①近時記憶：今覚えたことを5分後に思い出すなど、数分から数
　　　　　　十日程度の記憶

②即時記憶：電話番号を覚えるなどの、数十秒程度の記憶

③遠隔記憶：他の記憶と関連づけられ新しい記憶として蓄積さ
　　　　　　れ、数日から数十年程度保たれる記憶

- 見当識障害は、時間、場所、人の順番に障害されていきます。時
  間も最初は一日のうちの朝と夜を間違えるなど細かい時間から、
  季節がわからなくなる大きな時間へと障害されていきます。
- 末期になると身体機能も低下して歩行ができなくなり、排尿排便
  失禁が起きて、最後は嚥下ができなくなります。

血管性認知症
- 脳血管障害を原因として起きてくる認知症で、麻痺を伴うことが
  多くみられます。

レビー小体型認知症
- 中核症状としては、**幻視**があります。幻視は他のタイプの認知症
  でも、BPSD として起こることがあります。

前頭側頭型認知症
- 中核症状としては、**失語**や**繰り返し**の動作、**反社会的行動**などが
  あります。

◉ 診 断

- 診断のタイミングは、その人の置かれている立場、環境によって左右
  されます。社会的に責任ある立場にある人では、さまざまな判断がで
  きなくなるとすぐ気づかれますが、引退して家事などにかかわらない
  高齢者では日常生活に支障をきたすことも少なく、変化に気づかれに

22

Chapter I
時代が求める在宅医療

Chapter II
高齢者の心身の特徴と観察ポイント

Chapter III
高齢者によくみられる疾患

くいです。
- 認知症は、その人がどのような症状を示すのか（症候学）によって診断をつけていきます。
- 確定診断は脳細胞の病理診断ですが、死後でないとできません。
- **理学所見**や血液検査は鑑別診断のために行います。頭部 CT などの画像診断も補助診断として必要です。慢性硬膜下血腫や脳腫瘍などは頭部 CT で診断が可能です。

治 療

- 認知症の治療だけでなく、高血圧や糖尿病など合併症の治療も同時に行われる必要があるため、地域のかかりつけ医が総合的に診ていく必要があります。
- うつ病や硬膜下血腫などが疑われる場合には、専門医の治療が必要となるため、かかりつけ医との連携が大切になります。

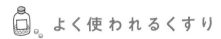 **よく使われるくすり**

抗認知症薬

分類	商品名
コリンエステラーゼ阻害薬	アリセプト、レミニール、リバスタッチ
NMDA 受容体拮抗薬	メマリー

抑うつ・意欲低下に用いる薬

分類	商品名
選択的セロトニン再取り込み阻害薬（SSRI）	パキシル、デプロメール、ルボックス、ジェイゾロフト、レクサプロ

脳循環改善薬

分類	商品名
脳循環・代謝改善薬	サアミオン、セロクラール、ケタス
ドーパミン遊離促進薬	シンメトレル

脳血管障害予防薬

分類	商品名
抗血小板薬	パナルジン、プレタール、バファリン、バイアスピリン、プラビックス

BPSD に対する薬剤

分類	商品名
ブチロフェノン系抗精神病薬	セレネース、スピロピタン、リントン
セロトニン・ドーパミン遮断薬	ルーラン、リスパダール
多元性受容体作用抗精神病薬	セロクエル、シプレキサ、エビリファイ
漢方薬	抑肝散

注：2015年に公表された『かかりつけ医のための BPSD に対応する向精神薬使用ガイドライン（第2版）』では、BPSD の治療での抗精神病薬の使用は保険適応外使用になるが、セロクエル、セレネース、ルーラン、リスパダールに関しては、原則として、器質的疾患に伴うせん妄・精神運動興奮状態・易怒性に対して処方した場合、当該使用事例を審査上認めるとの通達がある。

 生 活 上 の 留 意 点

環 境 へ の 配 慮

- 認知症の人は**環境の変化への対応が難しくなる**ことが多いです。なるべくこれまでの環境を変えないようにしてください。
- 日常行っていることと異なることを行う場合には、混乱することがあることを留意しておきましょう。
- 話しかけるときは、目を見て、ゆっくりと話してください。早口では理解できないこともあります。

暮らしを守り、できることを見極める

● 一人暮らしの人では、悪徳商法の被害者になることがあります。高額な物を買ったりしたときは、確認が必要です。

● 同じ物をたくさん買ったり、腐った食物を冷蔵庫に入れておいたりすることもあります。許可をもらって、冷蔵庫のなかを時々見せてもらうことで、家での生活がどの程度できているのかの目安とすることもあります。

● 認知機能は低下していますが、手続き記憶は残っており、これまでの経験からできることもたくさんあります。なるべく自分でできることはやってもらい、役割のある生活を送ることが認知機能の低下をやわらげます。

● 認知機能は低下しても、感情は正常なままです。人生の先輩として失礼のない対応をすることが必要です。

● 認知機能の低下とともに身体機能も低下し、死に至る病気です。**延命治療の希望**などを、折に触れて聞いておくとよいでしょう。

👫 チームケア・連携のポイント

多職種協働が基本

● 認知症は生活障害を起こす病気です。多職種協働によって生活障害をできるだけ取り除くために、生活歴などの情報を共有してチームが同じ方向を目指すことが大切です。

● チームケアでは、**家族もチームの一員**として考えてください。そして、家族への支援も常に考えていく必要があります。

● BPSD の症状が出ている場合も、連携を強化して情報共有を心がけます。状況や原因などのアセスメントを多職種で行い、サービス担当者会議などで意思統一を図ってください。

● 終末期には**緩和ケア**も必要になります。この際にも、医療と介護の連

携が大切になります。

- 認知症の人は自分の苦しみを言葉で表現することができないことが多いです。顔の表情や態度で苦しがっている場合は医療職に伝えます。
- サービス提供の担当者はなるべく固定したほうが、見当識障害を悪化させません。

 ここを観察!

"取り繕う"こともある

- アルツハイマー型認知症では、自分の知らないことを「わからない」とは言わない傾向にあります。
- 「今日は何日ですか」と聞いても、「新聞を読んでいないからね」などと、取り繕う答えをすることが多いです。
- 家族と一緒の診察であれば、質問がわからない場合、後ろを振り向いて「何だった」と家族に尋ねることも多いです。

□薬の飲み忘れがないか
薬のシートなどで確認します。

□服や髪の乱れ、変化はないか
認知症になると、服装などに気を遣わないようになることも。変化に気づけるようにかかわります。

Check!
医療用語

【症候群】共通の病的変化（自他覚症状や検査所見など）に対し、その多様な症状をまとめた名称。原因不明なものもある
【理学所見】視診、触診、聴診、打診などの診察手技によってわかる他覚所見

23 高齢者のうつ病

うつ病は、気分の落ち込みなどの抑うつ気分、思考・行動の抑制、身体的不調の症状がそろった状態のことで、高齢者に多い病気です。

主な症状

- 気持ちが沈み、何も楽しく感じられず、興味・関心を失います（**抑うつ**）。
- 不眠・過眠、食欲減退・増大、疲れやすい、便秘などの**身体症状**も出てきます。
- 決断力の著しい低下があったり、行動や反応が鈍くなったりします。
- 自殺願望が出ることもあります。

診断

- **認知症の初期との鑑別診断**が大切です。認知機能検査や頭部 CT などの画像診断を行うことも必要になります。
- 認知機能検査などでは、うつ病の人は質問に答えられないと悲観的になる一方、アルツハイマー型認知症の人の場合は質問に答えられない理由を述べたり、付き添いの人に聞くなどの取り繕いがみられます。
- 高齢者のうつ病では、不眠など身体症状の訴えが多く、悲哀感が目立たない特徴があります。

治療

- 休養が大切です。ストレスを軽減できるような環境を整えてください。
- 抗うつ薬の投与では、まず**ベンゾジアゼピン系抗不安薬**など即効性のある薬剤と併用します。
- 薬物療法と同時に、医師やカウンセラーの精神療法を行うことが大切です。

よく使われるくすり

分類	商品名
三環系抗うつ薬	トフラニール、トリプタノール、アモキサン
四環系抗うつ薬	テシプール、ルジオミール、テトラミド
選択的セロトニン再取り込み阻害薬（SSRI）	パキシル、デプロメール、ルボックス、ジェイゾロフト、レクサプロ
セロトニン・ノルアドレナリン再取り込み阻害薬（SNRI）	トレドミン、サインバルタ、イフェクサーSR
ノルアドレナリン・セロトニン作動性抗うつ薬（NaSSA）	レメロン、リフレックス
選択的ノルアドレナリン再取り込み阻害薬	ストラテラ
気分安定薬	リーマス
その他の抗うつ薬	デジレル、レスリン

ベンゾジアゼピン系抗不安薬

商品名
デパス、リーゼ、ワイパックス、ソラナックス、セルシン

23

生 活 上 の 留 意 点

● うつ病の人と接するときには、共感的に話を聞くことが大切です。
● 「がんばりましょう」などの励ましの言葉は、うつ病の人を追い込む場合があります。

 チ ー ム ケ ア ・ 連 携 の ポ イ ン ト

● うつ病では、身体症状が中心となっている場合もありますが、これらの症状がなかなか治りにくい場合は、**うつ病も念頭に置きつつ身体症状についての専門医を受診する**ことも大切です。
● うつ病の治療中は、退職や離婚などの人生の岐路に立つような決断をしなくてもよいようにチームとしての配慮が必要です。
● うつ病の人の家族も苦しんでいます。家族への支援についても、役割を分担するなどチームで考えていきましょう。

 こ こ を 観 察 ！

□**治りかかっている時期も注意**
うつ病では、治りかかって元気が出てきたときに、一時的に落ち込んで自殺する危険があります。元気になってきたからといって安心をせずに、変化を注意深く見守ってください。

24 変形性膝関節症

高齢者の膝の痛みで、最も多いのが加齢等により膝の軟骨がすり減ってくる変形性膝関節症です。女性に多くみられます。

主な症状

- 初期の段階では、階段を降りるときや動きはじめるときの痛みが特徴で、安静時には痛みがないことが一般的です。
- 軟骨の変性が進行してくると**屈曲拘縮**を起こしてきて、膝がまっすぐに伸びなくなります。
- 関節破壊を起こす関節リウマチの病態と異なり、通常は軽度の変形でとどまり、歩行ができなくなるほど高度変形になることはほとんどありません。
- 膝の上部が腫れてブヨブヨしてきたら、膝に水（**関節液**）がたまっている場合もあります。

原因

- 膝関節のクッションの役割を果たす軟骨が、加齢による生理的変化などで摩耗して発病します。
- 正座をすることが多い日本の習慣の影響や、**肥満や大腿筋力の低下**が疼痛の引き金になります。
- 関節液は、膝関節を滑らかに動かすために潤滑液として健常時も関節内にあります。水がたまっている場合は、炎症が起こって関節液がどんどんつくられている状態です。

経過

- 変形性膝関節症はX線（レントゲン）写真の変化から「軽度」「中等度」「重度」に分けられます。
- 進行に伴い軟骨の摩耗が進んでX線像で関節の隙間が狭くなったり、骨棘（こつきょく）が形成されたりしていきます。

- 関節も徐々に変形していき、多くの場合、内側の関節が狭くなりO脚変形していきます。さらに屈曲拘縮が起こり、膝がまっすぐに伸びなくなります。

◎ 治 療

- 治療は膝に負担をかけないようにする**生活指導**と、**太ももの筋肉を強化するリハビリテーション**を行います。通院しなくても自宅での自己トレーニングが十分に可能です。
- **膝のサポーター**や**足底板装具**なども高い効果があります。
- 痛みが強い場合には、消炎鎮痛薬の内服や湿布剤の投与を行い、ヒアルロン酸製剤の関節内注入もよく行われます。
- 高度変形となり歩行が困難となった場合には、手術など**観血的治療**が行われることがあります。それほど頻度は高くありません。
- 膝に水（関節液）がたまっている場合は、関節内注射をする際に水を抜くこともあります。
- 最近では、自己血液から組織再生因子をつくり、膝関節内に注入する再生医療も行われています。しかし、医療保険の適用がなく自費となります。

参考：**水を抜くとは**

- 水を抜くことを、「癖になってかえって痛みを悪化させる」と嫌がる人が時々いますが、迷信です。抜こうと抜くまいと炎症が治まれば関節の水はなくなります。水を抜くことで関節液の成分が関節水腫なのか、**血腫**なのか鑑別ができ、痛みも軽減します。血腫は、転倒などの外傷で膝をねじって膝の靱帯を損傷したときや、滑膜の病気などで起こります。転倒後に膝が痛くて立位がとれないときなどは、靱帯損傷の可能性が高いため、すぐ医療機関を受診する必要があります。

よく使われるくすり

分類	商品名
消炎鎮痛薬	ブルフェン、ロキソニン、アルボ、ポンタール、オパイリン、ボルタレン、ハイペン、インダシン、クリノリル、バキソ、モービック、ロルカム、セレコックス、ソランタール
消炎鎮痛外用薬	モーラステープ、モーラスパップ、ロキソニンテープ、ロキソニンパップ、ボルタレンテープ、ボルタレンゲル、ナパゲルンクリーム、ロコアテープ
ヒアルロン酸製剤（関節内注射薬）	アルツ、サイビスク、スベニール

> テープは粘着力が強く、パップは厚みがある（203頁参照）

生活上の留意点

予防の視点でかかわる

- 膝の痛みが強くなると移動能力が低下し、行動範囲が狭まって意欲の減退にもつながります。**予防の観点**から膝の痛みを考えていく必要があります。
- サポーターで膝を支持することや保温することは、痛みの軽減につながります。
- 予防として歩くことは基本ですが、それだけでは筋力は増強できないので、**大腿四頭筋自体を強化する運動**が効果的です（**図**）。

負担を軽減する

- 日常生活で**膝に負担がかからないよう注意**することも大切です。

24

図 大腿四頭筋のトレーニング

・膝を伸ばしたまま
　で10秒間維持
・目標は1日30回

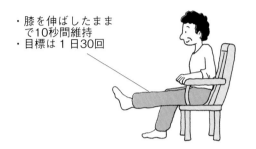

- 高齢者では正座を好む人も多いですが、膝の負担は大きくなります。痛みがある場合は**いす**を使うことを勧めてください。
- 階段の昇降も膝への負担が大きいため、痛みがある場合は可能な限りエレベーターやエスカレーターを使うようにしましょう。

早期治療が重要

- **早期に適切な治療**をすることが大事です。痛みがとれないときには整形外科医の受診を勧めましょう。

参考：健康食品の効果は？

- 利用者にテレビなどで宣伝されるグルコサミン等を飲んでいいかと聞かれることもあると思いますが、その除痛効果に関し科学的根拠はありません。あくまで栄養補助食品で、薬ではないことを説明してください。

チームケア・連携のポイント

- 痛みがあり、診察を受ける際には、利用者のふだんの生活様式などがわかりやすく医師に伝わるように準備してください。
- 生活様式のなかでのポイントは、**トイレと食卓**です。変形性膝関節症

が重度になると、和式トイレが使えなくなり正座も困難になるため、生活には洋式トイレやテーブルといすが必要になります。

● 高齢女性の多くは変形性膝関節症になってきます。その人の**歩行能力**や、杖や歩行器を使っているのか（どんな場面で使っているのか）等の情報をサービス提供者に事前に知らせましょう。

 ここを観察！

家のなかを確認
□ 玄関、廊下、トイレ、風呂場などで、手すりもなく段差等がある場合

⬇

かかりつけ医に報告して理学療法士等につなげ、住宅改修などを相談

歩行状態を観察
□ 痛みが強く、立ったり座ったりが困難な場合

⬇

医師に相談し、改善の方法を考える
→専門医を紹介してもらう、通所リハビリテーションにつなげる　など

医療
用語
【屈曲拘縮】膝がまっすぐに伸びずに固まってしまった状態
【骨棘】軟骨がすり減ることで起こった骨の異常を修復するはたらきが過剰になってできる棘（とげ）
【観血的治療】保存的治療の反対で、手術などで出血を伴う治療をする方法。外科的治療
【血腫】出血により血管の外で血液がたまった状態。原因や部位は多様

25 関節リウマチ

女性に多い病気で、発症年齢のピークは40〜50歳代と比較的若い年代です。多発関節炎を起こし慢性に進行してくる病気ですが、最近では新しい薬の出現により治癒も見込める疾患となってきています。

主な症状

● 初発症状として**起床時の手のこわばり**が出ることが多い病気です。

● 朝起きてすぐに手が握れない、ボタンをとめられない、物がつかめないなどの症状が起こります。

● その後、徐々に**手指の関節の腫れと痛み**が出てきて、足の指や手首、肘、膝などの大きな関節の痛みも出てきます。

● 症状が進むと**滑膜炎**から**関節破壊**へと進んでいき、手の指ではスワンネック変形やボタンホール変形、尺側偏位（しゃくそくへんい）などが起こってきます（**図**）。

図 関節リウマチによる高度変形の手指

スワンネック変形

白鳥の首のような変形

ボタンホール変形

基節骨がボタンのように突出するような変形

尺側偏位

指が尺骨のほう（外側）へ曲がる

● **関節破壊**による身体機能の低下が進むと、介護が必要になります。

● 皮下結節とよばれるしこりが、肘の外側、後頭部、腰骨の上などに出てきます。

● 全身症状として、倦怠感や易疲労感（いひろうかん）、食欲低下等が出てきます。

● 頸椎の骨が侵されて関節破壊を起こしてくると、四肢麻痺など重篤な症状が現れることがあります。

● 心臓、肺、消化管、皮膚などに血管炎が起こり、発熱や心筋梗塞

などの症状が現れる悪性関節リウマチがあり、厚生労働省の指定難病に指定されています。

原 因

- 膠原病であり**自己免疫疾患**の一つです。
- 原因についてはかなり解明されてきていますが、完全にはわかっていません。
- 症状は、関節のなかにある滑膜の炎症が起こるためで、症状が進むと**滑膜炎**から**関節破壊**へと進んでいきます。

図 関節リウマチの関節病変

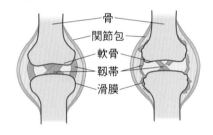

骨
関節包
軟骨
靱帯
滑膜

経 過

三つのタイプ

関節リウマチは、病状の進行により、大きく三つのタイプに分けられます。関節リウマチと診断されても、タイプにより予後は大きく異なります。

①**短周期型** 一定期間症状が出て、あとは自然によくなっていくタイプ（約15%）

②**多周期型** よくなったり悪くなったりしながら経過するタイプ（約70%）

③進行型　どんどん進行するタイプ（10%程度）

診断

● 診断の基本は関節炎所見などの臨床症状です。
● 血液検査やレントゲン検査と併せて診断をします。
● 2010年に早期診断を目的とした、腫脹または圧痛関節数などを数値化した新しい診断基準ができています。

治療

　不治の病といわれていましたが、**生物学的製剤**の登場により寛解（症状がなく、落ち着いた状態）も望める病気となり、その治療方法が大きく変わってきました。
● 治療は薬物療法が基本です。
● 約70%の関節リウマチは、発症してから 2 年以内に骨破壊が進むことがわかり、**早期から抗リウマチ薬**を使い、関節破壊を防ぐ治療に変わってきました。
● **リハビリテーション**による関節機能維持を行うこともあります。
● 関節破壊が進んだ例では、**人工関節**などの手術を行うこともあります。

よく使われるくすり

分類	商品名
非ステロイド性消炎鎮痛薬（NSAIDs）	モービック、ポンタール、ハイペン、ボルタレン、ブルフェン、ロキソニン、ソレトン、スルガム、クリノリル、オパイリン、ナイキサン、インフリー、ジゾペイン、セレコックス

ステロイド薬	プレドニン、プレドニゾロン、リンデロン
抗リウマチ薬	リマチル、アザルフィジン EN、アラバ、アザニン、プログラフ、リウマトレックス（MTX）、ケアラム
生物学的製剤	レミケード、エンブレル、アクテムラ、ヒュミラ、オレンシア、シンポニー、シムジア、ケブザラ

すべて注射薬

 生 活 上 の 留 意 点

医療 に つ な が っ て い る か

● ある程度病気が進行し、日常生活に支障がある場合、**薬物療法**が必要です。

● きちんと**診察を受けているか**、**薬が飲めているか**などを確認してください。

● 関節リウマチで手指の変形が強度の人には、さまざまな装具もあるので、専門医に相談をしましょう。

チ ー ム ケ ア ・ 連 携 の ポ イ ン ト

重 篤 な 副 作 用

● 抗リウマチ薬は重篤な副作用が起こることがあります。

① **第一選択薬**である MTX では**間質性肺炎**を起こすことがあります。生命にかかわる副作用なので、空咳が止まらないなど風邪症状が治らないときには、医師に相談するようにしてください。

② **肝臓の機能障害**が起こることもあります。いつもと異なり元気がない場合や、黄疸が認められる場合には医療機関を受診するようにし

てください。

医師の診察が重要

● 関節リウマチによる関節破壊が高度となって医療機関に通えなくなると、家族が薬だけもらいに行っているようなケースもあるようですが、訪問診療や介護タクシーなどを活用して必ず医師の診察を受けましょう。状態に応じた医療が入ることで、悪化や薬の副作用を防ぐことができます。

薬の選択と医療職との連携

● 第一選択薬の MTX は飲み方が週に 1 回と間違えやすく、認知機能に低下がある場合、きちんと飲めないことも少なくありません。薬を本人の環境に合わせて選択できるよう、医師と相談しましょう。

● 生物学的製剤は、薬剤費が高く、また感染症などのリスクもあるため、リウマチ専門医でないと使いづらい薬です。しかし、この薬剤で関節リウマチによる手指の高度変形などを防ぐことが期待できます。

● 飲み方の間違えやすさや副作用の問題に対応するため、かかりつけ薬局を決めているかどうか、お薬手帳などを確認してください。在宅で通院が困難な場合には、薬剤師の居宅療養管理指導や在宅患者訪問薬剤管理指導が活用できます。

● 生物学的製剤の登場で、関節リウマチの治療はより専門的になってきています。関節リウマチのコントロールが不十分で関節の痛みが強い場合には、専門医に診てもらえるよう、かかりつけ医に相談をしてみましょう。

● 関節リウマチの人は、四肢機能障害があり、日常治療はアクセスのよい地域のかかりつけ医があたります。このかかりつけ医を中心として、訪問看護、リハビリテーション、介護職、ケアマネジャーがチームをつくり、日常医療・ケアにあたります。

【膠原病】 全身の関節・血管・内臓のコラーゲンが変性して障害を起こす症候群のこと

【自己免疫疾患】 身体に入った異物を排除するための免疫機能が、自分の正常な組織にまで影響し症状をきたす疾患のこと

【生物学的製剤】 最新のバイオテクノロジーにより、生物から産生される物質からつくられた薬剤

【第一選択薬】 複数の治療薬のなかで、最初に選択すべき薬。通常は有効性が高く副作用が少ないもの

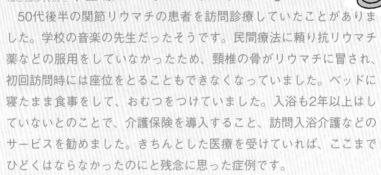

COLUMN 「医療につながっていれば…」

　50代後半の関節リウマチの患者を訪問診療していたことがありました。学校の音楽の先生だったそうです。民間療法に頼り抗リウマチ薬などの服用をしていなかったため、頸椎の骨がリウマチに冒され、初回訪問時には座位をとることもできなくなっていました。ベッドに寝たまま食事をして、おむつをつけていました。入浴も2年以上はしていないとのことで、介護保険を導入すること、訪問入浴介護などのサービスを勧めました。きちんとした医療を受けていれば、ここまでひどくはならなかったのにと残念に思った症例です。

　関節リウマチは薬剤の開発により治る病気になってきています。医療不信などから医師にかかっていない人がいたら、ケアマネジャーからも医療につなげるようにしてください。

26 骨粗鬆症

日本では約1300万人が罹患していると推定されます。75歳以上の女性では、2人に1人は起こる全身性骨疾患です。

主な症状と経過

要介護状態や寝たきりにつながる

- 骨粗鬆症自体で痛みが出ることはなく、背中が丸くなったり（**円背・亀背**）、**背が縮んだり**します。

- 骨の強度が弱くなるため、強い外力がなくても**脊椎の圧迫骨折**などを起こします。

- 病状が進むと円背も高度となり腹部臓器が圧迫され、**食欲の低下**や**逆流性食道炎**を起こすこともあります。

- さらには、大腿骨頸部骨折などの**骨折を合併**することで、**要介護状態や寝たきりの原因**ともなります。

- 初期には症状が少ないため、骨粗鬆症と気づかないまま、骨折して初めて見つかることもあります。

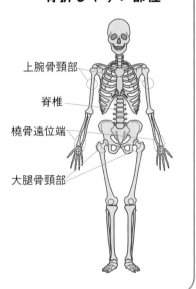

図 高齢者が骨折しやすい部位

上腕骨頸部
脊椎
橈骨遠位端
大腿骨頸部

原因

- 骨は**破骨細胞**による骨吸収（骨の破壊）と**骨芽細胞**による骨形成を繰り返して毎日生まれ変わります。
- このバランスが崩れ、形成が吸収に追いつかない状態が、骨粗鬆症です。
- 骨量（骨に含まれるカルシウムなどの量）が低下し、骨のなかの微細構造が壊れて非常に脆くなります。

二つのタイプ

● 骨粗鬆症は原発性と続発性の2種類があります。ほとんどは原発性です。

原発性　**老化**や閉経後の**エストロゲン減少**が原因です。エストロゲン
には骨をつくっていく骨芽細胞の活動を高める作用があり、減少す
ることにより骨粗鬆症が進行します。

続発性　何らかの**病気の影響**で起こるものです。**ステロイド薬の副作
用**として起こることもよく知られています。

◎ 診 断

● 骨粗鬆症の診断の目安は**骨密度の測定**です。測定は **DXA 法**、超音波
法などがあります。最近は多くの医療機関に測定器があり、容易に測
定できるようになりました。

● 骨密度が**若年成人平均値（YAM）**で70％以下を骨粗鬆症と診断して、
薬物投与の目安になります。脆弱骨折がある場合には80％以下で薬剤
投与します。

● X 線撮影も大切な検査です。背骨などの X 線画像自体で骨粗鬆症の
診断も可能ですし、他の病気との鑑別にも必要です。

● 日常生活上の微力な外力で起こる**脆弱性骨折**も診断の決め手となりま
す。

● 圧迫骨折に本人が気づかないことがあり、X 線画像上も時間が経過し
てからようやく椎体の圧迫が認められることもあります。

● 血液や尿検査でわかる**骨代謝マーカー**も、骨代謝の状態や薬の効果を
判断するのに有用です。

◎ 治 療

● 骨粗鬆症の治療のポイントは次の3点です。

①重力に抗する運動

・運動は1日20分程度の歩行で十分です。

・プールでの運動は浮力があるため、あまり適しません。

②カルシウムを多く含んだ食事

・食事ではカルシウムを1日800mgとることが目標です。多くの高齢者はカルシウム摂取量が少ない傾向にあります。

・牛乳以外にも、小魚、海草類、ごまなどを積極的にとることを勧めてください（**表**）。

③薬剤

・骨量測定の結果次第では薬物投与を行います。

・腰背部の痛みが強い場合には注射薬の投与も検討されます。新しい薬剤として遺伝子組み換え技術を使った注射薬なども保険適用となり、強力な骨量増加効果が得られます。

・活性型ビタミンD_3製剤には転倒予防効果があります。

表 カルシウムを多く含む食品例

食品	カルシウムの量	食品	カルシウムの量
牛乳200g	220mg	ほしひじき10g	140mg
プロセスチーズ20g	130mg	ながこんぶ50g	220mg
ヨーグルト100g	120mg	木綿豆腐100g	120mg
うるめいわし（丸干し）50g	290mg	小松菜（生）50g	85mg
ししゃも（生干し、焼き）50g	180mg	ごま10g	120mg
煮干し10g	220mg		

資料：文部科学省『日本食品標準成分表2015年版（七訂）』より筆者作成

💊 よく使われるくすり

分類	商品名
カルシウム薬	アスパラ-CA、乳酸カルシウム
活性型ビタミン D$_3$ 製剤	アルファロール、エディロール、ワンアルファ、ロカルトロール
ビスフォスフォネート製剤	ボナロン、フォサマック、ベネット、アクトネル、ボノテオ、リクラスト（年1回の点滴静注薬）、ボンビバ（静注薬もあり）
SERM（サーム）製剤	エビスタ、ビビアント ← 閉経後の女性に適応あり
ビタミン K$_2$ 製剤	グラケー
カルシトニン製剤	エルシトニン ← 注射薬
遺伝子組み換えヒト PTH	フォルテオ、テリボン ←
抗 RANKL モノクローナル抗体	プラリア（半年に1回） ←
抗スクレロスチン抗体	イベニティ（月に1回、12か月） ←

 生 活 上 の 留 意 点

　骨折は転倒などの外傷により起こるため、骨粗鬆症の予防と同時に、転倒予防の**筋力強化運動**や家庭内の**環境整備**に配慮が必要です。

転倒を防ぐ環境づくり

● 骨粗鬆症が進行すると**転倒・骨折**の危険度が増加します。これらはあくまでも転倒を起因とする「事故」が原因です。

● 転倒は外出時よりも**家のなかで起こる**頻度が高いです。まず家のなかの整理をして転倒予防を心がけることが大切です。

具体的には、

・手すりをつけること

・電気コードなど引っかかりやすいものをなくすこと

・夜間の足元の明かりをきちんとつけること　　　　などです。

予防が重要

● 80歳以上の女性ではほとんど骨粗鬆症に罹患していると考えてよいでしょう。**要介護状態の原因**ともなるため、カルシウムを多く含む**食事**をとる、散歩などの**運動**をする、**日光**に当たるなど、生活指導が大切です。

● 60歳を過ぎたら一度は**骨量を測定する**など備えが重要です。

チームケア・連携のポイント

服薬の負担を理解する

● 骨粗鬆症の第一選択薬である**ビスフォスフォネート製剤**は、起床時にコップ一杯の水で飲みます。その後30分は横になれず食事もできないなどの制約があり、服薬が大変です。

● 負担軽減のため、月1回服用する薬が多く使われていますが、認知症の人などでは定期的に飲むことが難しい場合もあります。医師に認知機能の状態のことを話しておいたほうがよいでしょう。

● 最近使われるようになった骨形成促進剤（遺伝子組み換えヒト PTH）の一つは、毎日自宅で行う自己注射薬です。自己注射が正しくできて

いないような場合はかかりつけ医に報告して、薬剤の変更の相談をしてください。

転 倒 予 防 の 運 動

● 転倒予防のためには筋力強化運動も効果的です。**バランス運動**など
も、理学療法士などと相談をして進めていきましょう。
● 太極拳も転倒予防に効果があります。
● 運動は毎日続けることが大切です。無理のない範囲できちんとできて
いるかを確認してください。

 ここ を 観 察！

☐ **骨形成促進剤の自己注射は正しくできているか**
投薬日から計算して、残薬数が合うかを確認します。

正しくできていない場合
→ かかりつけ医に報告し、薬剤変更の相談を

☐ **週１回や月１回飲む薬剤など、服薬ができているか**

Check!

医療
用語

【破骨細胞】骨組織において骨吸収を行う細胞のこと

【骨芽細胞】骨組織において骨形成を行う細胞のこと

【DXA 法】強い X 線と弱い X 線を身体に当て、それぞれの通過した量で骨密度を測定する

【若年成人平均値（YAM）】20〜44歳までの骨量の平均値。70%以下で骨粗鬆症と診断される

【脆弱性骨折】骨量減少による骨強度低下のため、微力な外力により起こる骨折

【骨代謝マーカー】骨吸収や骨形成の程度の指標。血液や尿検査で測定する

COLUMN 転倒予防

　転倒による骨折等は、介護が必要となった主な原因の第4位であり、頻度の高い要因です。転倒を防ぐことで、介護を要する状態にならずに済み、介護費用の削減にもつながります。

　転倒は室外よりも室内で起こることが多く、日常的によく過ごしているリビングや茶の間で起こる頻度が高い傾向にあります。意外かもしれませんが、無意識で過ごしている場所のほうが、足元に注意を払えず、つまずいて転倒することが多いのではないかと考えられます。

　また、転倒の原因には、視力障害や筋力低下、バランス感覚の低下など内因性の原因と、段差や手すりなど外因性の原因があります。まずは、段差をなくし、足元を明るくして、コードやじゅうたんなどつまずきやすいものを床から整理することから始めてはいかがでしょうか。

27 腰部脊柱管狭窄症

脊柱管が狭窄をしている状態を表す症候群です。その原因となる病気は生まれつきの狭窄症を含めていくつかあります。

● 脊椎の構造

● 脊椎は人間が立つことを支えている骨で、頸椎7、胸椎12、腰椎5の24個で成り立っています。

● 脊椎は前方の**椎体**と**椎間板**、後方（背側）の**椎弓**と**棘突起**で形成され、椎体と椎弓で囲まれる部分を**脊柱管**と呼び、脊髄が通ります（**図**）。

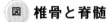

図 椎骨と脊髄

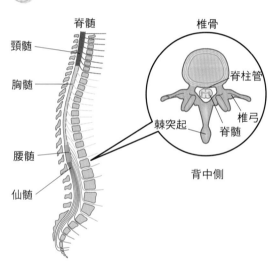

● 主な症状

● 腰部脊柱管狭窄症は脊柱管がさまざまな原因で狭窄されて（狭くなって）いる病態のことで、**腰部脊椎症**や**腰椎変性すべり症**などで起こります。

● 連続して歩くことができない**間欠跛行**の症状があります。

参考：間欠跛行のタイプ

- 間欠跛行は、少しの距離を歩くと下肢の痛みやしびれで歩行ができなくなり、数分休むとまた歩けるという状態です。
- 間欠跛行の症状は、脊柱管狭窄症によるもの（**神経性間欠跛行**）と、閉塞性動脈硬化症などの下肢の血行障害によるもの（**血管性間欠跛行**）があります。
- 神経性ではある程度腰を曲げて休めばまた同じ距離を歩けますが、血管性では休んでも歩く距離がだんだん短くなる特徴があります。
- 神経性の跛行は神経根と**馬尾神経**の狭窄によるものに大別されます。

診　断

- 腰痛では、MRI 検査はあくまで補助診断です。
- 症状がなくても MRI 像で椎間板ヘルニアが認められる例はよくあり、診察上の理学所見や問診の情報と併せて初めて診断価値が出ます。
- 単純 X 線写真でも脊椎がずれるすべり症や、脊椎の変性状態を確認できます。
- 下肢に力が入らない、知覚異常がある、などの理学所見は診断の際に重要な所見です。

治　療

外 科 的 治 療 と 保 存 的 治 療

- 根治（完全に治す）には狭窄部を開放する**手術**しかありません。
- 手術をしない治療（保存的治療）では、薬物療法以外には、コルセットの**装具療法**と**理学療法**、**ブロック注射**などがあります。
- 歩行可能な距離や、その人の生活、仕事の内容によっても手術を選択するかどうかは左右されます。

- 高齢であまり歩く必要がない場合には、**薬物やコルセット**で経過をみることも多いです。
- 神経根性の狭窄の場合には、**神経根ブロック**が効果を示すこともあります。

よく使われるくすり

分類	商品名
血管拡張薬	オパルモン、プロレナール
消炎鎮痛薬	ロキソニン、ハイペン、セレコックス

 ## 生活上の留意点

ふだんの姿勢で症状をやわらげる

- **前屈位**をとると狭窄が軽くなります。押し車を使い、前かがみで歩くと長く歩けるのはこのためです。
- 立っていてもしびれてくることがあります。台所仕事などでは、可能な場合は**いすに腰かけて**するとしびれません。
- 自転車の場合には狭窄症の症状が出ず、長い距離でも移動できることがあります。**危険がなければ自転車**を使うとよいでしょう。

予防のアドバイス

- 腰痛も含めた予防には日常生活での**姿勢を注意**することが大切です。
- 狭窄症では前屈位をとることで歩行距離が延びますが、通常は前屈位は腰痛を起こしやすい姿勢です。なるべく**前かがみの姿勢をとらず**、

物を拾うときなどは膝を曲げて**腰をあまり曲げない**ようにアドバイスします。
- 立っているときは両足をそろえずに**片足を台の上**に上げて、いすに座っているときは**股関節よりも膝関節が高くなる座り方**にします。
- 寝ているときはあお向けで身体をまっすぐにするよりも、**横向きで軽く膝を曲げる**ほうが腰への負担はかかりません。

チームケア・連携のポイント

- 間欠跛行は歩行や立位をとらないとわからない症状です。安静時に痛みはありませんが、日常生活上での制限は大きくなります。間欠跛行がある場合には、**長く歩けないことをサービス提供事業者に知らせる**必要があります。

ここを観察！

□長い距離を歩けない、長時間立っていられないなどの症状がある場合

専門医に相談をするように勧める
間欠跛行では安静時は痛みがありませんが、歩くことで下肢のしびれが強くなり歩行できなくなります。家のなかの生活では長時間立っていない限りあまり症状が出ないことも。
→簡単なリハビリテーションや投薬で症状が改善する場合も少なくない

【馬尾神経】第一腰椎より下の部分では脊髄は馬の尻尾のような神経の束となっており、この部分を馬尾神経と呼ぶ

【神経根ブロック】脊髄から出てくる神経の根元の部分を神経根と呼び、X線透視下で神経根に針を刺して麻酔薬を注入する手技のこと

COLUMN 腰痛の誤った知識

　腰痛をめぐる病気では、病名、病態、症状の名前が混同して使われることが多く、疾患の理解を妨げています。

　腰部脊柱管狭窄症は病名として使われることもありますが、実際には脊柱管が狭窄をしているという状態を表す症候群であり、その原因となる病気は生まれつきの狭窄症を含めていくつかあります。

　坐骨神経痛は下肢の坐骨神経の走行に沿った痛みの症状のことであり、疾患名ではありません。これも、さまざまな原因で起こってきます。よく知られている原因は椎間板ヘルニアですが、多くの場合は神経根部での物理的圧迫が原因で痛みが出てきます。

　腰部脊柱管狭窄症で起きる間欠跛行は自然治癒しませんが、ほとんどの腰痛は何も治療をしなくても治っていくことも覚えておくとよいでしょう。

28 フレイル・サルコペニア・ロコモティブシンドローム

フレイル・サルコペニア・ロコモティブシンドロームは要介護状態になる前の、要支援あるいは虚弱高齢者の状態です。

◎ 疾患概念

　フレイル・サルコペニア・ロコモティブシンドロームは、それぞれ運動機能低下、筋力低下など似かよった点があり、どのように使い分けるのかについては、いまだに一定の見解がなく、メカニズムの解析も十分とはいえません。ここでは、それぞれの疾患の基本的な定義、診断方法を主に述べていきます。

◎ フレイル

- **フレイル（Frailty）** とは、弱さや脆さを表す英語です。
- **高齢者の虚弱状態** を表す言葉として使われるようになったのは、2014年5月のことで、日本老年医学会が提唱しました。
- 老年医学の分野では「虚弱」と訳されていますが、正しく介入をしてリハビリテーションや栄養指導を行えば、再び元気になります。
- フレイルから要介護状態にならないためにも、**運動、栄養、社会参加**などの視点から生活を見直していくことが必要です。

フレイル健診

- 現在、フレイルは65歳以上の高齢者の約1割の人が該当しており、75歳以上になるとその割合は大きく増加するとされています。
- 厚生労働省では2020年度から、75歳以上の高齢者を対象にして、「**フレイル健診**」を導入しました。
- 「フレイル健診」の実施により、自立して生活ができる健康寿命を延ばして、介護が必要になる人を減らし、社会保険の伸びを抑えることを目標としています。

診 断

● フレイルの診断基準としては、以下のものがよく使われています。

・**体重減少**：6か月で2～3kg以上の体重減少
・**筋力低下**：握力が男性26kg未満、女性18kg未満
・**主観的疲労感**：（ここ2週間）わけもなく疲れたような感じがする
・**歩行速度減少**：通常歩行速度が1秒で1m未満
・**身体活動の有無**：軽い運動をしているか、定期的に運動をしているか

　以上の項目ですべてあてはまらなければ健常、1～2項目でフレイル前段階、3項目以上でフレイルとされています。
● 簡単な診断方法として、東京大学高齢社会総合研究機構の飯島勝矢教授により「フレイルチェック」が考案されています。これは、指で輪っかをつくり、ふくらはぎを囲んでチェックする「**指輪っかテスト**」です（**図**）。隙間ができると、転倒・骨折などのリスクが高まるとされています。簡単に試行できるため、ケアマネジャーも覚えておくと便利です。

図 指輪っかテスト

ふくらはぎの最も太い部分を両手の親指と人さし指で囲む

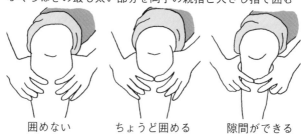

　　　囲めない　　　ちょうど囲める　　　隙間ができる

予 防

● 次の五つの点に留意します。

- **バランスのよい食事**：たんぱく質とエネルギーは大切であり、1日の理想的な摂取量を意識して食事をとり、よくかんで食べることも大切です。
- **適度な運動**：食事と運動はセットで考える必要があります。低栄養で運動を行っても効果はありません。一方、運動をすれば高齢者であっても筋力は維持されます。利用者の状態に合った適切な運動から徐々に始めていくことが大切です。
- **感染症の予防**：高齢者は免疫機能が低下しています。インフルエンザや肺炎予防のための予防注射をしておくことを推奨します。
- **持病の管理**：高齢者では高血圧、糖尿病、腎臓病、心臓病、呼吸器疾患、整形外科疾患などの慢性疾患をもっていることがほとんどです。まずはこれらの持病をコントロールすることが大切です。信頼できる、かかりつけ医をもつことも必要です。
- **社会とのつながり**：地域のサークル活動やボランティア活動、あるいは就労するなど、社会とのつながりをもつことは、フレイルを予防して、活動性を維持するためにとても大切なことです。

サルコペニア

- サルコは筋肉、ペニアは減少を意味するギリシャ語です。
- 加齢や疾病により**筋肉量が減る**ことで、全身に**筋力低下**が起き、歩行速度が遅くなったり、杖がないと立っていられなくなったりします。
- 高齢者では、肥満を意味するメタボリックシンドロームよりも危険とされています。
- 痩せる状態だけでなく、筋肉が落ちて脂肪がたまるサルコペニア肥満にも注意が必要です。

分 類

一次性サルコペニアと二次性サルコペニア

- サルコペニアは、加齢に伴う老化が原因の**一次性サルコペニア**と、加齢以外の原因が明らかである**二次性サルコペニア**に分類されます。
- 二次性サルコペニアの原因は、低栄養や低活動、がん、肺炎、骨折などの外傷による疾患があります。

急性サルコペニアと慢性サルコペニア

- サルコペニアは、発症して6か月未満の**急性サルコペニア**と、6か月以上持続する**慢性サルコペニア**に分類されます。
- 急性サルコペニアは、感染症や外傷などの急性疾患で生じることが多く、慢性サルコペニアは加齢による老化や慢性疾患で起きることが多いです。
- また、慢性サルコペニアの高齢者が感染症などを起こして、急性サルコペニアとなると、寝たきりや摂食嚥下障害を起こしやすくなります。

診 断

- サルコペニアは1989年に Rosenberg によって、加齢による骨格筋量減少を意味する言葉として提唱されました。当初は、骨格筋量減少のみの診断基準が作成されました。
- しかし、欧米の診断基準では日本人の体格や生活習慣の違いがあるため、日本の高齢者に合った診断基準を国立長寿医療研究センターが作成しています。
- 65歳以上の高齢者で、**歩行速度**が1秒で1m未満、もしくは**握力**が男性26kg未満、女性18kg未満である場合で、さらに**BMI**が18.5未満、もしくは**下腿周囲**が30cm未満の場合をサルコペニアと診断します。
- 歩行速度、握力が基準値以上の場合は正常です。歩行速度、握力が基準値以下でも、BMI、下腿周囲が基準値以上であればサルコペニアと

28

Chapter I
時代が求める在宅医療

Chapter II
高齢者の心身の特徴と観察ポイント

Chapter III
高齢者によくみられる疾患

は診断されません。

● この診断基準であれば、身長、体重、メジャー、ストップウォッチ等があれば測定可能であり、比較的容易に診断が行えます。

予防

● サルコペニアの予防は、フレイルとほぼ同じであり、運動とバランスのとれた食事、そして生活習慣です。

● 特にボランティア活動などを通じて、社会とのつながりをもつことがとても大切です。

● ケアプランを立てる際には、通所系サービスを利用して、家の外に出て、多くの人と話ができる環境づくりを考えてください。

● これらのサービスを利用するために外出すること自体が運動になり、バランスのとれた食事をとることもできます。

◉ ロコモティブシンドローム

● **ロコモティブシンドローム**とは、運動器の障害により要介護になるリスクが高まった状態です。2007年に日本整形外科学会によって新しく提唱されました。

● **高齢により足腰が弱った状態**であり、「ロコモ」の通称で呼ばれています。

● 運動器は身体を動かすための組織や器官のことであり、骨・筋肉・関節・靭帯・神経などから構成されています。

診断

● **ロコチェック**とは、運動器の衰えをチェックする簡易テストです（**図**）。7項目のうち、一つでもあてはまればロコモティブシンドロームの心配があります。

図　ロコチェック

❶ 片脚立ちで靴下がはけない

❷ 家のなかでつまずいたりすべったりする

❸ 階段を上がるのに手すりが必要である

❹ 家のやや重い仕事が困難である（掃除機の使用、布団の上げ下ろしなど）

❺ ２kg程度（１Lの牛乳パック２個程度）の買い物をして持ち帰るのが困難である

❻ 15分くらい続けて歩くことができない

❼ 横断歩道を青信号で渡り切れない

資料：「日本整形外科学会公式ロコモティブシンドローム予防啓発公式サイト」（https://locomo-joa.jp/check/lococheck/）（閲覧日2020年6月5日）より筆者作成

　そのほかロコモ25などの診断のための問診票もありますが、ここでは省略します。利用者に膝や腰の痛みがあり、立ち上がりや歩行が困難なときは整形外科医にかかることを勧めてください。

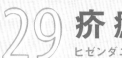

29 疥癬

ヒゼンダニが人の皮膚に寄生して発生する感染症です。高齢者施設
などで集団発生することもあります。

🔵 原 因 と 主 な 症 状

- **ヒゼンダニ**が皮膚に寄生して繁殖することで起こります。
- 人の肌から肌へと感染しますが、寝具やタオルを介し、移ること
  もあります。
- 感染すると夜間眠れないほど**激しいかゆみ**を生じます。
- **潜伏期間は1〜2か月**で、感染しても症状がない期間が比較的
  長く続きます。

ヒゼンダニ

- ヒゼンダニの大きさは0.2〜0.4mmで肉眼では見えませんが、
  ダーモスコープで観察が可能です。
- オスは約4週間、メスは約12週間生きます。メスが皮膚の**疥癬ト
  ンネル**と呼ばれる穴で産卵し、卵は3〜5日で孵化をして10〜14
  日で成虫となります。
- 疥癬トンネルは幅0.4mm、長さ5mm程度の皮膚からわずかに
  隆起した白色の線上皮疹で、そこからヒゼンダニが見つかること
  があります。
- オスは皮膚表面をうろつき、一時的に穴を掘りますが、交尾後に
  死にます。
- メスはトンネル内で2〜3日に一度、2か月間産卵を続けます。

二 つ の 病 型

- 疥癬は、**通常疥癬**と、ノルウェー疥癬とも呼ばれる**角化型疥癬**の
  二つの病型があります。感染の予防対策は、この**二つのタイプを
  分けて考える**必要があります（**表**）。
- 角化型疥癬は、全身衰弱で重篤な基礎疾患を有する人や、免疫機
  能の低下した人に発症する病型です。**皮疹**は灰色から黄白色で、

Chapter I
時代が求める在宅医療

Chapter II
高齢者の心身の特徴と観察ポイント

Chapter III
高齢者によくみられる疾患

ざらざらしてカキの殻のような角質増殖が、手、足、殿部などに
みられます。

表 通常疥癬と角化型疥癬

	通常疥癬	角化型疥癬 （ノルウェー疥癬）
ヒゼンダニの数	数匹程度	100万〜200万匹
感染力	弱い	強い
主な症状と部位（図）	疥癬トンネル　手関節の内側、手掌、指の間、指の側面 紅斑性小丘疹　腹部や胸部、腋下等 結節　外陰部（赤褐色で小豆大）	・灰色から黄白色の皮疹 ・ざらざらしてカキの殻のような角質増殖が、手、足、殿部などにみられる
かゆみ	強い	出ないこともある

図 疥癬の好発部位

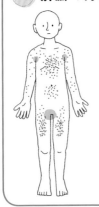
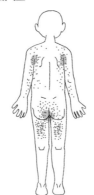
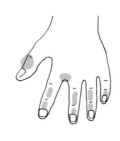

29

🔵 診断と治療

● 診断は皮疹等の症状や顕微鏡検査での**ヒゼンダニの検出、疥癬患者との接触状況**などで総合的に判断します。

● ヒゼンダニが検出できれば確定診断できますが、ダニが見つかる確率は10〜60％ほどで、検出できなくても疥癬を否定できません。

● 確定診断できた場合はストロメクトールを投与します。患者と接触の機会があり、皮疹等が認められれば投与することもあります。

● 外用薬を頭部以外の全身に塗ります。

 ## よく使われるくすり

	商品名	使用方法・備考
内服薬	ストロメクトール錠3mg	・1回あたりの内服量は200μg/kg換算（体重60kgの人で4錠） ・空腹時に内服 ・1週間後に再度検査をして、ヒゼンダニの卵か疥癬の臨床症状があれば再投与
外用薬	スミスリンローション5％	・保険適用 ・頸部以下くまなく全身に塗布し、12時間以上経ったらシャワー等で洗い流す ・1週間間隔で2回外用
	オイラックス軟膏	疥癬には保険適用はない
	安息香酸ベンジル	妊婦と小児には使用しない
	チアントール軟膏	一般用医薬品

！ 生 活 上 の 留 意 点

通 常 疥 癬 へ の 対 応

- ヒゼンダニは人の皮膚から離れると長時間は生きていられません。また高温にも弱く、**50℃、10分で死滅します**。
- 通常、毎日入浴をする人は疥癬には感染しません。
- 通常疥癬では隔離をする必要もなく、予防衣も必要ありません。
- 援助の際には手袋を使い、援助が終わったら**手洗い**をしてください。直接肌に触れることがなければ、手袋も必要ありません。
- 感染者の使ったタオルや下着はビニール袋に入れて運びますが、洗濯は通常の方法でかまいません。
- 入浴も感染者を最後にして、普通に洗い流す程度で問題ありません。
- 直接肌に触れた場合は必ずその都度手洗いをし、感染の媒介者にならないようにします。

角 化 型 疥 癬 へ の 対 応

- 角化型の場合は隔離が必要です。
- 援助の際の**予防衣**や**手袋**も必要です。
- 感染力が強いため、デイサービスなども利用できません。
- 場合によっては入院の必要もあります。

媒 介 者 に な ら な い よ う 注 意

- **手洗いはすべての感染症対策の基本です**。援助の前後の手洗いを習慣としてください（**図**）。

図　手洗い方法

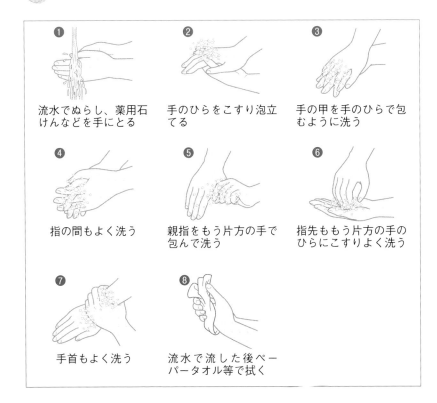

① 流水でぬらし、薬用石けんなどを手にとる

② 手のひらをこすり泡立てる

③ 手の甲を手のひらで包むように洗う

④ 指の間もよく洗う

⑤ 親指をもう片方の手で包んで洗う

⑥ 指先ももう片方の手のひらにこすりよく洗う

⑦ 手首もよく洗う

⑧ 流水で流した後ペーパータオル等で拭く

チームケア・連携のポイント

● 高齢者施設等で疥癬感染者が発生したら、同室の人や同じユニットの人は**感染をしている前提**で、治療薬の投与も含めて対応していく必要があります。

● 職員が疥癬感染の媒介者とならないように、感染者の介助で身体に触れた後は手洗いを徹底してください。

● 毎日入浴をしている職員に疥癬が発生することはほとんどありません。入浴により疥癬虫は呼吸ができなくなり死滅します。
● 介助の前後に**オイラックス**を前腕部によく塗りこむと、感染予防となります。

 ここを観察！

☐ **疥癬が疑われる場合**

手掌、指の間、腹部、胸部など好発部位に紅斑性小丘疹がないか観察
→そのような湿疹がみられたら皮膚科医の受診を勧める

☐ **疥癬治療中の人に元気がない、食欲がないなどの症状がある場合**

医師に相談を
疥癬治療薬であるストロメクトールの副作用で、肝機能障害が起こることがあります。肝機能障害は採血検査で調べることができます。

Check!
医療用語

【ダーモスコープ】皮膚表面を10〜30倍に拡大し観察できる診断機器
【皮疹】皮膚に出現する肉眼的変化
【丘疹】発疹が皮膚から半球状や扁平状に隆起した状態で、1cm未満のもの
【結節】発疹のうち1cm以上の隆起のあるもの。丘疹より深く皮下組織まで及ぶことが多い

30 帯状疱疹

水痘・帯状疱疹ウイルスによって引き起こされるウイルス感染症であり、知覚神経の走行に一致して皮疹が疼痛を伴い出現します。高齢者で免疫力が低下したときに発症しやすくなります。

ChapterⅠ
時代が求める在宅医療

ChapterⅡ
高齢者の心身の特徴と観察ポイント

ChapterⅢ
高齢者によくみられる疾患

主な症状と原因

● 帯状疱疹は子どもの頃にかかった水痘ウイルス感染が治まっても、神経節内に潜伏感染しており、免疫力低下などが原因で**水痘・帯状疱疹ウイルスが再活性化**して起こる、**日和見感染**です。

● 他人から感染するわけではないですが、水痘を罹患したことがない子どもや妊婦などは、接触感染で水痘（水ぼうそう）として感染する可能性があるため、注意が必要です。

診断

● 帯状疱疹の診断は、問診や視診による診察で可能であることが多いです。

● 典型例では、片側の神経支配領域に一致した、先行する疼痛を伴う赤い発疹ができ、続いて紅斑上に水疱ができてきます。

● 時として、水疱の状態などから診断に迷うこともありますが、最近ではデルマクイックという簡易診断キットも保険適用となり、在宅現場でも使うことができます。

● 早期に診断をして治療を始めることで、ウイルスによる皮膚や神経への障害を少なくすることができます。

● 診断が遅れて神経に傷が残ると、長期にわたり痛みが続くことがあります（**帯状疱疹後神経痛**）。

図 帯状疱疹後神経痛

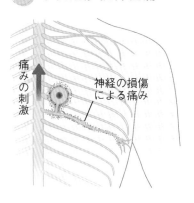

痛みの刺激

神経の損傷による痛み

◎ 治療

- 治療は基本的には抗ウイルス薬の経口投与、および抗ウイルス軟膏塗布です。
- 疼痛に対しては消炎鎮痛薬を使います。
- 発熱が続いたり、食欲不振が出たりする重症例では、入院をして抗ウイルス薬の点滴などで治療することもあります。

よく使われるくすり

分類	商品名
経口薬	ゾビラックス、バルトレックス、ファムビル、アメナリーフ
注射薬	ゾビラックス点滴静注、アラセナA点滴静注
外用薬	アラセナA軟膏・アラセナAクリーム

◎ 予防

- 帯状疱疹はがん末期の人などで免疫力の低下した人によく起こります。バランスのとれた食事、十分な睡眠、疲れをためないなど、免疫力を落とさないようにすることが大切です。
- もともと、体内に潜んでいた水痘・帯状疱疹ウイルスの再活性化により起こる病気で、他人に感染することはありません。
- しかし、水疱のなかには原因となる水痘・帯状疱疹ウイルスが存在するため、水ぼうそうにかかったことがない人には、水ぼうそうとして感染する可能性があります。

● 通常は一度、帯状疱疹にかかると、免疫力がついて再発することはありません。しかし、免疫力が低下したときには、ごくわずかですが再発することもあります。

ワクチン登場

● 帯状疱疹予防のためのワクチンができました。対象は50歳以上の人です。

● 水ぼうそうにかかったことのある人は、帯状疱疹に対する免疫力を獲得していますが、年齢とともに弱ってくるため、ワクチン接種で免疫力を強化して、帯状疱疹を予防します。

● ワクチン接種で完全に帯状疱疹を予防できるわけではありませんが、発症しても症状が軽くてすむという報告があります。

 ここを観察！

☐ 坐骨神経痛や肋間神経痛を訴える場合

痛みの患部の皮膚を観察し、皮疹がみられたら医療機関へ

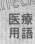 Check! 医療用語

【日和見感染】免疫力の低下により、通常では病気を起こさないような病原体によって起こる感染のこと

31 褥瘡

褥瘡は一般的に「床ずれ」と呼ばれており、かつては殿部に大きな「床ずれ」のある寝たきりの高齢者をよく診ました。しかし、在宅ケアサービスの充実と寝具の改善により、重度の褥瘡はかなり減ってきています。

● 原因と主な症状

原因

- 褥瘡の原因には**外的因子**と**内的因子**があります。
- 外的因子としては、寝たきりなどで長期にわたり同じ体勢で寝ていることで、身体とベッドの接触する皮膚・軟部組織に圧力がかかり、同部の血流が悪化して周辺組織に壊死が起こることがあります。
- 内的因子としては、加齢、低栄養、麻痺などがあります。

好発部位

- 骨が出っ張っている部位に褥瘡はできやすくなりますが、寝ている身体の向きや、姿勢により異なります。
  仰臥位では、**仙骨部**、**踵骨部**、
  側臥位では、**腸骨部**、**大転子部**、**足関節外果部**、
  車いすなど座位では、**尾骨部**、**坐骨部**
  が好発部位です。

図 褥瘡の好発部位

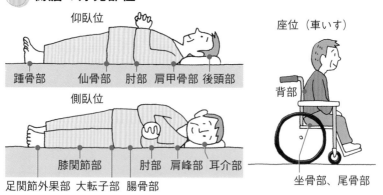

仰臥位
踵骨部　仙骨部　肘部　肩甲骨部　後頭部

側臥位
膝関節部　肘部　肩峰部　耳介部
足関節外果部　大転子部　腸骨部

座位（車いす）
背部
坐骨部、尾骨部

◉ 診 断

● 褥瘡の前段階では好発部位の皮膚が赤くなってきます。

● 同部を指で3秒程度圧迫すると、白く変化し、離すと再び赤くなる場合は褥瘡ではありません。

● 押しても赤みが消えずそのままの状態であれば、褥瘡の初期段階です。

● 褥瘡はその程度により4段階に分けられます（**表**）。

表 褥瘡の深達度分類

Ⅰ度	傷が表皮にとどまっている状態。局所の発赤を認め、表皮剥離となる
Ⅱ度	傷が真皮まで達して、皮膚欠損が生じている状態。水疱が形成されることもある
Ⅲ度	傷が皮下組織まで達して、欠損が生じている状態
Ⅳ度	傷が筋肉や骨組織まで達している状態。感染を起こして骨髄炎や敗血症を併発することもある

◉ 治 療

● 治療は褥瘡部の乾燥を防ぎ湿潤環境を保持する**湿潤療法**が原則です。

● 褥瘡部は毎日、**水道水、石けんでよく洗浄**してください。

● 洗浄後は外用薬と被覆材を用います。被覆材は高価な製品もありますが、おむつを褥瘡よりやや大きめに切り、台所で使う穴あきのビニール袋のなかに入れたもので十分です。また、褥瘡部の消毒をする必要はありません。

● 感染がある場合には、外用薬を使い、発熱等があれば、抗生剤を使うこともあります。

● 褥瘡部に壊死組織がある場合には、外科的に除去するデブリードマンを行う必要があります。また、褥瘡の状態によっては外科的手術を行

うこともあります。

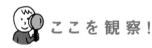 よく使われるくすり

褥瘡の状態に応じて使い分けをします。

壊死組織を分解除去促進するためには、ブロメライン軟膏を使用します。その後は、ゲーベンクリーム、ユーパスタ軟膏、カデックス軟膏を塗布します。

褥瘡の治癒状態に応じて、プロスタンディン軟膏、フィブラストスプレー、オルセノン軟膏と使い分けていきます。

チームケア・連携のポイント

- 褥瘡は発症させないように予防することがまず大切です。そのためには、**支持面の除圧、皮膚の保湿と保清、栄養管理**の必要性を介護職と家族で共有してください。
- 褥瘡が起こりそうな場合には、エアマットや自動的に体位変換ができるベッドの導入をケアマネジャーとして考える必要があります。
- 皮膚面を毎日観察して、少しでも発赤等が見つかったときは、すぐに看護師や医師に相談してください。栄養管理も大切であり、管理栄養士などの指導も導入することを考えてください。

ここを観察！

□寝たきりで体位変換ができない場合

⬇

褥瘡の好発部位の皮膚の観察を毎日行う

32 白内障・緑内障

白内障は、眼球のなかの水晶体が白く濁り視力が低下する病気で、高齢になるほど発生率は上がります。緑内障は通常、目の形状を一定に保つ眼圧が高くなり、視力低下を起こします。

◎ 白内障

- 白内障とは、眼球のなかでレンズのはたらきをしている**水晶体が白く濁り**、網膜に像を投影できなくなって、視力が低下する病気です。
- 水晶体が濁るのは、老化が原因の一つであり、高齢者に多い病気です。

症状

- 物がかすんで見える、明るいところに出るとまぶしくて見えにくい、どんなに調整をしても眼鏡が合わない、ものがぼやけて二重、三重に見えるなどが主な症状です。
- 水晶体の濁りの程度により、症状には個人差がありますが、白内障では痛みや充血はありません。

原因

- 原因は、眼球内の水晶体内にあるたんぱく質が変化するためといわれています。
- 白内障で最も多いのは、**加齢に伴う老人性**のものです。60歳代で70%、70歳代で90%、80歳以上になるとほぼ100％の人に白内障による視力低下が認められます。

治療

- いったん白内障が進行して、水晶体が濁ってしまうと、薬でもとの透明性を回復することはできません。したがって、進行した場合には、**手術以外に視力を回復する手段はありません**。
- 最近では日帰りの手術も可能となっているため、見えにくくなったと感じるときは眼科を受診するようにしましょう。

●水晶体の濁りの程度が軽く、あまり視力に影響がない場合には、点眼薬で進行を予防しますが、病態により効果はさまざまです。内服薬は現在、ほとんど使われていません。

図 白内障の手術

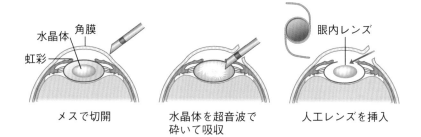

角膜
水晶体
虹彩

メスで切開

水晶体を超音波で
砕いて吸収

眼内レンズ

人工レンズを挿入

 ## よく使われるくすり

点眼薬

商品名
カタリン、カタリンK、カリーユニ、タチオン

注意点

　1日3～4回、1回一滴点眼してください。一滴で十分です。溶解後、冷暗所に保存をして、タチオンは4週間以内、カタリンは3週間以内で使用してください。カリーユニは、使用前によく振り混ぜてから使ってください。

◎ 緑内障

- 目のなかには、房水という栄養などを運ぶ液体が流れています。そして、この房水の圧力によって、目の形状は一定に保たれています。この圧力を**眼圧**といいます（**図**）。

- 眼圧は時間や外気温により多少変動しますが、ほぼ一定の値を保っています。ところが、何らかの原因で房水の循環や排泄に問題が生じて**眼圧が高くなる**と、視神経を侵して視野が狭くなったり欠けたりして、視力低下を起こします。

- 緑内障は通常、このような眼圧の異常によって起こります。しかし、**眼圧が正常でも緑内障が起こることがあり**、原因がはっきりとわかっていないタイプもあります。

図 健康な目の構造

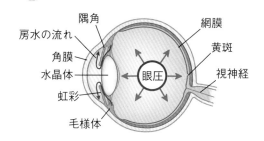

隅角
房水の流れ
角膜
水晶体
虹彩
毛様体
網膜
黄斑
視神経
眼圧

症 状

- 自覚症状はありません。視野が狭くなっていることに気がつかないうちに、視神経に障害が起こっていきます。

- まれに急に発症するタイプがあり、目の痛みや頭痛、吐き気などを起こします。このようなときはすぐに治療をする必要があります。

種 類

● 次の五つのタイプがあります。

原発開放隅角緑内障：房水の出口である線維柱帯が徐々に詰まり、眼圧が上昇して起こります。眼圧が上がる緑内障で一番多いタイプで、ゆっくりと病気が進行していきます。

正常眼圧緑内障：原発開放隅角緑内障のなかで、無治療時の眼圧が正常であるにもかかわらず起こるタイプです。欧米人に比べると日本人に多くみられます。

原発閉塞隅角緑内障：隅角が狭くなり、房水の流れが塞がれ、眼圧が上昇して発症します。慢性型と急性型があります。

先天性緑内障：生まれつき隅角が未発達であるために起こる緑内障です。

続発性緑内障：外傷、角膜の病気、網膜剥離などの疾患、あるいは薬剤（ステロイドホルモンなど）により続発する緑内障です。

検 査

● 次の三つがあります。

眼圧測定：目の表面に測定器具を直接あてる方法と、空気をあてる方法があります。

眼底検査：視神経の状態を診る検査で、緑内障を診断するために必要です。

視野検査：見えない範囲の有無や大きさを調べ、症状の進行の程度を測ります。

治 療

● 眼圧を下げる治療ですが、大きく分けて、点眼薬と内服薬による薬物療法、レーザー治療、手術があります。緑内障の人の半数以上は、点眼薬だけで済んでいます。

- 通常の治療としては、点眼薬を使用し眼圧を下げます。急激に眼圧を下げる必要があるときは、内服薬や注射薬を使います。
- 眼圧を下げる薬には、眼球内部を満たす房水がつくられるのを抑える薬と、房水を外に出す薬があります。
- 交感神経遮断薬、炭酸脱水素阻害薬、プロスタグランジン薬、交感神経受容体作動薬、副交感神経作動薬などの種類があります。

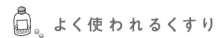 よく使われるくすり

分類	商品名
房水生産抑制薬	エイゾプト、トルソプト、チモプトール、ミケラン、ベントス、デタントール 副作用：眼刺激症状、かすみがかかったように見える、充血 全身作用：チモプトール、ミケラン→喘息の悪化 　　　　　　トルソプト→しびれ
房水排泄促進薬	レスキュラ、キサラタン、ピバレフリン、サンピロ、ウブレチド、トラバタンズ、タプロス、ルミガン 副作用：眼刺激症状、かすみがかかったように見える、充血、色素沈着（レスキュラのみ）、縮瞳（サンピロのみ） 全身作用：頻脈（ピバレフリンのみ）

注意点

　正しい点眼方法が説明されているため、それを守ってください。

　複数の点眼薬を使用する場合は、5分以上の間隔をあけて使います。点眼薬でも、副作用は局所所見だけでなく全身作用となることがあるため、注意が必要です。

33 末期がんの疼痛コントロール

日本では、2人に1人はがんになり、3人に1人はがんで亡くなっています。末期がんの人の生活の質を保つためには、痛みをとることが重要です。

● 主な症状と治療

痛みの種類と対応

- 身体的な痛みには、腹部臓器が由来の部位があいまいで鈍い痛みである**内臓痛**と、骨転移を起こしたときなどの部位がはっきりした**体性痛**があり、これらを**侵害受容性疼痛**と呼びます。
- 内臓痛は**オピオイド**がよく効き、体性痛の突然起こる痛みには**レスキュー**の痛み止めが必要です。
- **神経障害性疼痛**といって、**神経や脊髄へのがんの浸潤**で起こる痛みもあります。びりびりと電気が走るような痛みであり、オピオイドが効きにくく、多くの場合、**鎮痛補助薬**を必要とします。

痛みの程度

- 痛みの程度は、痛みがまったくないときを0、これ以上ひどい症状が考えられないときを10とし、**痛みを数値化**して聞きます。
- 痛みのパターンは、1日中痛い**持続痛**と、時々強くくる**突出痛**に分けられます。

全人的な痛み

- がんの痛みは身体的苦痛だけでなく、がんになったことや死への恐怖などの精神的苦痛、治療に関する経済的な問題や仕事が続けられなくなるなどの社会的苦痛など、**全人的な痛み**があります。

痛みへの対応の原則

- 痛みをとるには、以下の原則に従います。

WHO 方式がん疼痛治療法の原則
①経口薬から始めること

②時刻を決めて規則正しく薬を服用すること
③除痛ラダーに沿って薬の量を増やすこと
④患者ごとの個別的な量で行うこと
⑤さらに細かい配慮をすること

● **WHO 3 段階除痛ラダー**は、以下のような痛みの強さに応じた治療のことです。

図 WHO 3 段階除痛ラダー

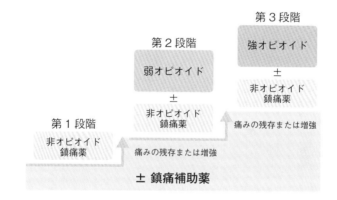

第 3 段階
強オピオイド
±
非オピオイド
鎮痛薬

第 2 段階
弱オピオイド
±
非オピオイド
鎮痛薬
痛みの残存または増強

第 1 段階
非オピオイド
鎮痛薬
痛みの残存または増強

± 鎮痛補助薬

● 第1段階で**非オピオイド鎮痛薬**を使い、第2段階でさらに**弱オピオイド**をプラスします。第3段階では**強オピオイド**を使っていきますが、いずれの段階でも鎮痛補助薬は併用することがあります。

● オピオイドは適切に使えば、生命予後を悪くすることもなく、使用量の上限もありません。

● 薬剤の形態もさまざまです。経口薬、座薬、貼付薬、注射薬に加えて、最近は歯ぐきと頬の間に挟んで動かし口腔粘膜から吸収す

るタイプの薬剤も出ており、**状態に応じて薬剤を選択**します。

- 痛みの治療では、以下のことが順番に目標となります。
  ① 夜間よく眠れること
   → ② さらに、安静時の痛みをとること
    → ③ 最後に、体動時の痛みをとること
- 痛みは主観的なもので他人にはわかりませんが、**痛みがあると訴えれば痛みは存在**すると考えます。

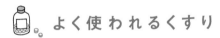 ## よく使われるくすり

鎮痛補助薬

分類	商品名
ステロイド薬	リンデロン、プレドニゾロン、プレドニン、デカドロン、オルガドロン
抗痙攣薬	ガバペン、デパケン
抗うつ薬	トリプタノール、サインバルタ
抗不整脈薬	メキシチール
向精神薬	セロクラール
嘔気・嘔吐予防薬	コントミン、ノバミン、セレネース
便秘予防薬	マグラックス、アローゼン、プルゼニド

非ステロイド性消炎鎮痛薬（NSAIDs）

商品名
ナイキサン、ハイペン、ボルタレン、カロナール、ロキソニン、セレコックス

神経障害性疼痛緩和薬

商品名
リリカ、タリージェ

オピオイド鎮痛薬

形態	商品名
経口薬	リン酸コデイン、MS コンチン、カディアン、MS ツワイスロン、ピーガード、モルペス細粒、オプソ、モルヒネ塩酸塩「DSP」、パシーフ、オキシコンチン、オキノーム、トラマール、ナルラピド、ナルサス、トラムセット（非麻薬）
座 薬	アンペック
貼付薬	デュロテップ MT パッチ、フェントステープ
注射薬	モルヒネ塩酸塩「シオノギ」、フェンタネスト、パビナール
口腔粘膜吸収剤	アクレフ

! 生活上の留意点

末期がんの生活と介護

● 末期がんでは、**生活の質を保つために痛みをとる**ことが重要です。

- 末期がんで在宅療養ができなくなり入院をする理由のほとんどは、疼痛管理など医学的な問題ではなく、**介護力の不足**です。
- 末期がんの利用者の特徴として、死期がかなり近づくまではトイレや入浴などの動作が自立していることが多く、介護量が増える**寝たきりの時間は比較的短い**ともいえます。
- 余った医療用麻薬は他人にあげたりせずに、医療機関や薬局に持って行くように説明してください。

痛みとニーズの把握

- 末期がんの利用者に対しては、開かれた質問が向いています。「お腹が痛いのですか」といった閉じられた質問では、痛みやニーズの把握が十分にできません。例えば、「今何に一番困っていますか」あるいは「今一番やりたいことは何ですか」など、相手が自由に答えることができる質問が重要です。

チームケア・連携のポイント

- 医師の前では痛みを我慢することもあります。その場合も、ケアマネジャーや介護職には痛みを訴えているのであれば、速やかに**医師や看護師に連絡**をすることが大切です。
- 貼るタイプのオピオイドもよく使われますが、自分では貼れない人も少なくありません。**医行為**になるため、家族の援助が困難な場合には医師に相談してください。
- 緩和ケアでは多職種の連携によって利用者の痛みや苦しみを緩和することが大切です。ケアマネジャーはサービス担当者会議などを通し、多職種間の意思疎通を図りましょう。

ここを観察！

□うとうとと眠ってばかりいる

↓

オピオイドが効きすぎの場合もあるため、医師や看護師に連絡を

□呼吸数をチェック

↓

10回／分未満であれば、医師、看護師に連絡を

□便秘と吐き気がないか

オピオイドの副作用に便秘と吐き気があります。便通の状態と嘔吐をしていないかなどチェックします。ただし、吐き気はオピオイドに慣れてくると自然に少なくなります。

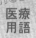
Check!
医療用語

【侵害受容性疼痛】痛みを感じる侵害受容器が刺激されて起こる急性の痛み

【オピオイド】脳内にあるオピオイド受容体に結合して鎮痛作用等を示す物質。モルヒネ、コデインなど

【レスキュー】がんの痛みでは突発的に痛みが強くなることがあり、この痛みに対して鎮痛薬を投与すること

【神経障害性疼痛】痛みを伝える神経の途中が損傷したり、変性したために起こる慢性の痛み

Chapter IV

くすりのキホン

01 薬剤の種類と特徴、管理の留意点

薬剤にはさまざまな剤形や特徴があります。

1 粉末

薬をそのまま粉状にしたものです。さらに添加物を加えて粒状にしたものを細粒剤・顆粒剤といいます。また、幼児が飲みやすいようにシロップ剤を加えたものを、ドライシロップと呼びます。

留意点 コップ1杯の水やぬるま湯で服用します。ドライシロップは水に溶かして飲むことも可能です。顆粒剤はかんではいけません。溶かして使用するものでは、液状にすると薬効が低下するものもあります。使用のたびに溶解して飲んでください。

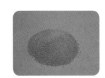
細粒剤

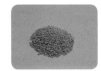
顆粒剤

2 カプセル剤

粉・顆粒・液などの薬剤をゼラチンでできたカプセルのなかに入れたもののことです。粉や顆粒をカプセルのなかに入れた硬カプセルと、液体や油状の薬剤をカプセル基材のシートで包んだ軟カプセルがあります。

カプセル剤のメリットは、①薬剤の苦みやにおいをカプセルに包みこみなくせること、②大きさや溶出性（水などへの溶けやすさ）の異なる顆粒を混合して包みこめることです。

硬カプセル

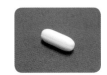
軟カプセル

留意点 コップ1杯以上の十分な水またはぬるま湯で服用します。水分が不足すると、咽頭や食道の粘膜に付着して薬剤性の潰瘍を起こすことがあります。カプセル剤は基材のゼラチンが粘膜に付着しやすいため、錠剤よりも薬

剤性潰瘍を起こしやすいです。

　カプセルをはずしたりつぶしたりすると、苦みやにおいが強くなり飲みにくくなるだけでなく、特性の異なる顆粒が混合されている場合には、薬効に変化を起こすこともあるため、注意してください。

3 錠 剤

　薬を円形や楕円形に圧縮して固めたものをいいます。錠剤のなかにもさまざまな形態があります。

裸錠　錠剤の表面に何も加工をしていないものです。半分に割って服用したり、粉砕したりすることができるため、処方の際に用量を調節することができます。

フィルムコーティング錠、糖衣錠　薬剤の苦みやにおいを抑えるために、高分子でコーティングしたり、糖で被膜をつけたりしたものをいいます。この薬剤は苦味が出たり、湿度により薬効が変化したりするため、分割や粉砕はできません。

徐放錠、持続性錠　即効性の薬剤と遅行性の薬剤を混ぜ合わせてつくられた薬剤であり、長時間にわたって効果が持続します。この薬剤も薬剤の設計上、分割や粉砕はできません。

OD錠

チュアブル錠、口腔内崩壊（OD）錠　水なしで飲めるように、口のなかでさっと崩壊するように加工された薬剤です。チュアブル錠は服用時にかみ砕いて使う錠剤で、OD錠は唾液で崩壊する錠剤です。最近では、嚥下困難な高齢者のために、通常の薬剤にこの剤形を追加して発売されるケースもあります。水分摂取制限のある透析

患者などでも有用です。湿気に弱いため、シートから取り出したらすぐに服用してください。保管の際にも湿気を避けるなど注意が必要です。

舌下錠　錠剤を溶けやすく加工して、舌の粘膜から素早く吸収できるようにつくられています。発作の際に舌の下に入れて使用します。狭心症の際に使うニトロペンが有名です。

腸溶錠　胃酸の影響を受けると薬効が低下する薬や胃障害を受けやすい薬を、胃酸では溶解せずに、腸管内で溶解するようにコーティング加工したもののことです。錠剤だけでなく、カプセル剤や顆粒剤でもこの加工をしたものがあります。薬効が持続する目的で加工されることもあります。この薬剤も薬効の特性から、かみ砕いたり、粉砕したりして使うことはできません。

トローチ剤　口腔内でゆっくり溶けるように加工した薬剤であり、のどなどに直接作用することを目的としています。かまずに、口のなかでゆっくりと溶かしながら使います。

膣錠　膣内に挿入して、局所の分泌液で溶けるようにつくられた薬剤です。内服薬と間違えて飲まないよう、注意が必要です。しかし、万が一服用しても、実害がないように設計されています。

付着錠　口内炎の際に、口腔粘膜に付着させて使用する薬剤です。付着層と溶解層からできています。使用の際は唾液を軽く拭き取ってから貼るとつきやすくなります。付着面を間違えないよう、また一度つけたら自然になくなるまではがさないようにします。

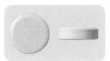

溶解錠　指定された液に溶かして使います。点眼薬・合嗽剤・消毒剤などがあります。薬剤の溶解は使用直前に行ってください。有効期限に注意して、期限内に使ってください。

4 液剤

内用液剤　内服する液剤のことです。エキス剤、シロップ剤、チンキ剤、エリキシル剤などの種類があります。薬剤が液のなかに微細粒や乳化した状態で混合されている懸濁剤、乳化剤もあります。添付の計量カップで必要量を計量するか、薬剤のビンの目盛りで計量します。懸濁剤では服用直前に軽く振り混ぜます。

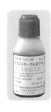

含嗽剤（うがい薬）　そのまま使用する場合と、水などで薄めて使う場合があります。希釈の場合は用途に応じて決められた濃度で使うようにしてください。

点眼薬　薬を水溶液に溶かして、眼に滴下をして使う薬です。使用量は、通常1回1滴です。眼からあふれ出た点眼液は清潔なガーゼやティッシュペーパーで拭き取ってください。2種類以上の薬を点眼するときは、約5分の間をあけてください。コンタクトレンズを入れている人の場合も、原則はコンタクトレンズをはずして点眼します。容器の口の部分に、眼や手が直接触れないようにしてください。

点耳薬　薬を水溶液に溶かして、外耳道から耳のなかに滴下をして使う薬です。点耳しないほうを下にして横になり、指示された量を点耳してください。点耳後しばらくはそのままの姿勢を保ってください。

5 噴霧剤

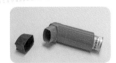

エアゾール吸入剤（噴霧剤） 薬を専用の容器に入れて、充填したガスの圧力で噴霧することにより、直接のどの粘膜や気管支・肺胞に吸い込んで使用します。本体から直接噴霧するタイプと専用の噴霧器に装着して使うタイプがあります。充填したガスが引火することもあるため、火の近くや高温になりやすい場所には置かないようにしてください。

ドライパウダー式吸入剤 薬を微粒子に加工してあり、吸気とともに吸入して使います。吸入前に息を吐き出し、吸入後は数秒息を止める必要があります。使用前に薬剤師から指導を受ける必要があります。

6 軟膏剤

薬の成分を基剤に混ぜ込んで軟膏状にしたものです。軟膏剤には油脂性軟膏と水溶性軟膏があり、乳剤性基剤のものをクリーム剤、懸濁性基剤のものをゲル剤といいます。患部の状態で使い分けます。使い方は目的により異なり、すり込む場合と、薄くのばしてぬる場合があります。チューブの口を患部につけないようにしてください。軟膏壺に入っている場合には、清潔なへらなどで取り出して使います。

7 座薬

薬の成分を油性や水性の基剤に混ぜ込み、一定の形に成形した薬剤です。肛門や膣から挿入して吸収させて使います。全身に作用させるもの

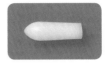

と、局所作用のものがあります。また、体温で薬剤が溶けて作用する場合と、分泌液で溶ける場合があります。できるだけ排便後に使用してください。また、体温で溶けるものは冷蔵庫など冷所に保存する必要があります。

貼付剤

　薬を布やプラスチック製フィルムにのばしてつけたものを皮膚に貼りつけて使用します。局所的な皮膚や周辺の筋肉・関節に作用するものと、皮膚から持続的に薬を吸収させて全身に作用するものがあります。最近では末期がんの痛みを軽減するオピオイド貼付剤もよく使われています。

パップ剤　薬をグリセリンや水等の基剤と混合して、ガーゼや布にのばして加工したものです。消炎鎮痛の湿布薬として使われることがほとんどです。湿布する部位にかぶれがないか、確認してください。また、温湿布は、皮膚への刺激を避けるため、入浴30分前に必ずはがすようにしてください。

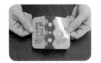

プラスター剤（テープ剤）　薬の粉末を基剤と混和してプラスチック製フィルムに貼りつけたものをいいます。粘着力が強いため、貼付部位のかぶれに注意してください。鎮痛薬の湿布などで3日〜1週間貼りつづける薬剤では、熱いお湯での入浴や長湯は避けます。貼った部分に、カイロや電気毛布などがあたることも、熱の作用で吸収力が上がり薬効が強くなるため、よくありません。

01

ChapterIV
くすりのキホン

ChapterV
連携上手になろう

ChapterVI
在宅医療でみかける略語

⑨ 注射薬

　薬を水溶液や懸濁液に溶かして、血管や皮下、筋肉に注入して使うものです。通常は医療機関で医師の管理のもとで使用しますが、インスリンやインターフェロンなど、自宅で使用可能となっている注射薬もあります。それらは、自己注射といって患者自身で注射をするため、患者が医療機関で注射の方法について習得しておく必要があります。

COLUMN ジェネリック医薬品

　ジェネリック医薬品とは、先発医薬品の独占的販売期間が終了した後に販売される、先発医薬品と同じ成分で、効能、用法・用量が原則同一の薬のことです。先発医薬品に比べて、研究開発費が少なくて済むため、より安価に提供することが可能です。ジェネリック医薬品は、有効性・安全性に問題がないことが試験で確認された後に承認されます。したがって、先発医薬品と同じ薬剤効果が期待できます。国民皆保険制度を維持していく観点からも、ジェネリック医薬品の使用推進が求められています。

02 薬剤投与の リスクマネジメント

1 リスクマネジメント

　薬剤を投与する際は、誤薬や量を間違える事故が発生するリスクが伴います。これらのリスクを減らしていく事故防止活動の手法をリスクマネジメントといいます。「人は誰でもミスをすること」を前提として、ミスが起きてもそのことで事故につながらないようにするしくみをつくることが大切です。

　例えば、薬の誤薬投与防止で「配薬ミスをしないように、十分に注意しましょう」では具体的に何をすればよいのかわかりません。そうではなく、配薬ミスをしたとき、利用者が薬を服用する前にミスを発見できるシステムをつくり、事故が起こる可能性を限りなくゼロに近づけることなどが、リスクマネジメントです。

　リスクマネジメントの観点からは、個人の責任を追及することは禁物です。個人に責任を負わせることで、事故の原因究明がおろそかになり、職場全体が隠蔽体質になるからです。

2 誤服用・誤使用事故の事例とリスクマネジメント

　高齢者に看護職や家族が服薬をさせた際に実際に起こる誤服用・誤使用事故の事例を、具体的にあげてみます。

1.用法・用量の間違い

　薬の用法や用量を間違えた場合に起こる事故です。
・休薬期間が必要な薬剤を連続して服用させる
・用量を間違えて1錠のところを2錠服用させる
・1日1回の薬剤を3回服用させる
・隔日投与を毎日服用させる
・膣錠を誤って内服させる

・外用抗真菌薬を点眼薬と間違えて点眼する

・粉砕不可の薬剤をつぶして服用させる

2.薬剤の間違い

　規格や容量が違う薬剤を服用させた場合に起きる事故です。

・急な発熱で医師から指示された座薬について、25mgでなく50mgの座薬を使ってしまい低体温となる

・追加指示された臨時薬を、似た名称の薬と間違えて服用させ、重篤な状態となる

3.利用者の間違い

　服薬援助をする利用者に別の人の薬剤を服用させた場合に起こる事故です。施設での誤服用・誤使用事故のなかで最も多い事故でもあります。

・同姓の人や似た名前の利用者を間違える

・一度に多くの人の服薬援助をする際に、まったく別の人の薬を服用させる

・服薬を済ませたにもかかわらず、まだ服薬していないと言う利用者の話を鵜呑みにして二重に薬を服用させる

・勤務交代の際に前の職員が薬を飲ませていたにもかかわらず、申し送りが不十分で再度服用させる

3 誤服用事故のリスクマネジメント

●誤服用の防止には一包化が有効です。依頼先の薬局に頼んで一包化してもらいましょう。

●一包化の際には、利用者氏名や服用時点、服用日なども印字してもらうとよいです。印字できない場合には、服用時点ごとに朝は赤、

一包化

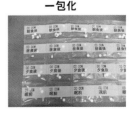

昼は黄色、夜は青などマーキングするだけでも、誤服用の防止に有効です。

- 利用者ごとにお薬カレンダーや配薬ボックスを利用するのもよい方法です。
- 利用者が日替わりのデイサービスなどでは、薬の保管袋に利用者の名前だけでなく、顔写真を貼りつけておくと誤服用の防止になります。
- 臨時薬は薬効別に保管して、注意シールを貼っておくとよいです。
- 施設などで薬を配る際には、複数のスタッフで確認します。
- 服薬確認表をつくり、与薬者が服薬を確認したらチェックすることで、二重投薬を防ぎます。
- 与薬前に指示を確認し使用法を守り、不明な点は薬剤師に確認します。
- ハイリスク薬（糖尿病用剤・ジギタリス製剤など特に安全管理が必要な薬剤）では、取り扱いマニュアルを作成して、周知徹底を図ります。

お薬カレンダー

4 嚥下事故の事例とリスクマネジメント

薬を服用する際に起こる事故として、以下のようなものがあります。

表 服薬の際に起こる事故

PTP包装ごと誤飲	PTP包装シートの薬剤をシートから取り出さずに、シートのまま服用してしまい、口腔内や食道、胃の粘膜をシートで傷つける
誤嚥	服用した薬剤を気管に誤嚥したり、詰まらせたりする
薬剤による潰瘍	服用した薬剤が食道や口腔内に停留して潰瘍を起こす

嚥下事故のリスクマネジメント

●錠剤やカプセルなどは1錠ずつ切り離さず、シートのまま保管します。

●多くの薬剤を服用する利用者には、一包化してもらいます。

●服用の際は、上体を起こしてゆっくりと服用してもらい、服用後すぐに横にならないようにします。

●十分な水分とともに服用してもらいます。

●服用前に一口水を飲んでもらい、嚥下のすべりをよくしてから服用します。

●嚥下困難な利用者の場合は、嚥下補助ゼリーやオブラートを利用します。

●顆粒や散剤を服用した後は、すぐに水を口のなかでゆすぎながら飲み込んでもらいます。

5 保管事故の事例とリスクマネジメント

　薬の誤った保管によって起こる事故です。薬は天然または合成された化学物質です。そのために保管の方法が悪いと化学変化を起こして薬効が減弱する場合があります。安全かつ効果を十分に発揮させるためには、適切な保管をする必要があります。

●高温になる窓際や暖房設備の近くに保管したために、薬剤が溶け出したり、分離したりすることがあります。

●光で変色あるいは退色することがあります。

保管事故のリスクマネジメント

●直射日光・高温・多湿の場所を避けて、冷暗所（室温15〜25℃で直射日光の当たらない所）に保管します。

●冷所保存の指示のある薬剤は、冷蔵庫に保管します。凍結しないよう

に冷蔵庫の温度にも注意をしてください。

● インスリン製剤は使用前は冷蔵庫に保管して、使用中のものは結露を避けるために冷暗所に保管し、冷蔵庫には入れないほうがよいです。

● 座薬は挿入部を下にして、冷暗所または冷蔵庫に保管します。一度溶けてしまった薬剤を再度固まらせて使ってはいけません。

● 遮光指示のある薬剤は、必ず遮光袋に入れて保管します。

6 事故が起きた場合の対応

　どのように注意をしていても、すべての事故を防ぐことはできません。介護の仕事は「人が生活することを支援する仕事」であり、人が生活することに伴うリスクは避けることはできません。したがって、すべての事故は避けられないという観点から、防ぐべき事故と防げない事故を区別してください。そして、防ぐべき事故の発生を減らすことが大切です。例えば、誤投薬は防ぐべき事故ですが、薬を飲んだために起こる副作用は防げない事故です。

　事故発生時の対応は、サービス提供者や職員の全員が対応できるようにマニュアル化をしておく必要があります。事故の際の家族対応も含めた手順を決めて、サービス提供者・職員に徹底を図り、日頃から訓練を行うことで、事故が起きたときにあわてず対応ができ、事故による被害を最小限にとどめることができます。

誤投薬の際の対応

　施設の場合、利用者が他の人の薬剤を服用した場合には、次のような手順で対応します。

①すぐにその薬剤を処方した医師に連絡をとり指示を仰ぎます

⬇

②受診の指示があれば、職員が付き添って医療機関に連れて行きます

⬇

③家族に、事故の経緯と医療機関に連れて行くことを連絡します

施 設 で の 誤 嚥 事 故 の 対 応

施設での誤嚥の際は、次のような手順で対応します。

①他の職員を呼びながら、利用者の呼吸と意識を確認します

⬇

②意識が明確であれば看護職に連絡します

⬇

③意識がなければ吸引をしながら看護職を呼び、同時に救急車を要請します

在 宅 で の 誤 嚥 事 故 の 対 応

在宅で誤嚥事故が起きた場合は、最初の発見者はほとんど介護をしている家族かホームヘルパーです。家族・ホームヘルパーからの電話連絡では、利用者の状態が見えないだけに困難な場合が多いと考えられます。介護者（家族・ホームヘルパー）からケアマネジャーに連絡があったことを想定して、以下に対応例をあげました。ふだんから、家族と緊急時対応について相談しておくとよいでしょう。

まず、利用者の状態を確認

すぐに対応が必要なのか、状態を確認できる余裕があるのか確認する必要があります。

確認のポイント

①意識があるかどうか

②意識がある場合は苦しがっているかどうか

　苦しがっているかどうかは、立つことができるかどうかを一つの目安とします。立って歩くことができれば、それほど緊急性はないといえます。

①意識がなく、すぐ対応が必要な場合、または②意識はあるが苦しがっている場合

①意識があり、苦しがっていない場合、または②立つことができる程度の場合

救急車を要請してもらいます。同時にかかりつけ医に連絡をして、できれば情報提供書を書いてもらいましょう。

事故の内容を確認してから、かかりつけ医に連絡をして指示を仰いでください。

Chapter V

連携上手になろう

1 医師との上手な付き合い方

　ケアマネジャーの皆さんのなかにはいまだ、医師に対する心理的垣根が高い人も多いでしょう。在宅ケアは生活モデルで、生活の質の向上が目的であり、職種間に上下関係はなく平等です。しかし、医療モデルである病院医療では治療を優先するために、医師を頂点としたヒエラルキーが存在します。医師がまず指示を出し、看護師やレントゲン技師、臨床検査技師、理学療法士などがその指示に沿って治療をしますが、そうしないと、医療機関での治療がうまく機能しないのです。

　医師は誰しも初期研修を病院で行うため、医療モデルの習慣から抜け出せずにおり、他の職種を上から目線で見てしまう習性があります。あるケアマネジャーが医師に電話で問い合わせをしたところ、「ケアマネが、直接電話で質問するなど生意気だ」と叱られたとの話も聞いたことがあります。医師会によってはケアマネタイムといって、ケアマネジャーが医師に問い合わせをしてもよい時間をつくり、交流をうまく行おうと試みるところもあります。いずれにしても、ケアプランを立てるうえで、どうしても医師の意見を聞かなくてはならない場合があり、意思疎通を保たなければなりません。そこで、在宅医療を実践している医師の立場から、どうしたら医師とうまく付き合っていけるのかを述べます。

初回訪問には同行しよう

　担当の利用者が訪問診療を始める場合に、訪問医の初回訪問にはできる限り都合をつけて同行したほうがよいでしょう。初回訪問では医療機関はあらかじめ訪問時間を利用者に伝えることがほとんどであり、時間の調整もつけやすくなっています。さらに、利用者のキーパーソンなども必ず同席するため、重要な情報も得ることができます。医師も初回訪

間ではあらかじめ時間がかかることを認識しており、ケアマネジャーが同行してくれると、ケアプランの相談などについても、時間をとることができます。また、その利用者の状態を診ており、キーパーソンもいるため、さまざまな調整がつけやすくなります。同行先で何回か顔を合わせることで、いわゆる顔の見える関係もつくりやすいです。そうすると、今後の関係づくりに非常に役立ちます。

どうしても初回訪問で同行できなかった場合には、2回目以降でよいので、一度利用者の生活の場で訪問医と顔を合わせておくことが大切です。その際には名刺を手渡すことを忘れないようにしましょう。医師は名刺をもらうと、手元に保存しておくことが多く、何かのときに連絡をしてみようと思うこともあります。

問い合わせは電話でなく、ファックスやメールで行おう

ケアプランを立てる際や、援助をしていてどうしても医師からのアドバイスがほしいことはよくあると思います。本来は、援助の初めにサービス担当者会議を開いて、家族を含めて専門職が一堂に会して相談するべきですが、すべての利用者で会議の開催を調整できるわけではありません。そのようなときには医師に問い合わせをすることになります。問い合わせは、電話で行うのは緊急でない限りやめたほうがよいでしょう。ほとんどの医師は日中忙しく働いており、電話に出られないことが多いです。外来診療中に電話がかかってくると、仕事が中断してしまい、待っている患者にも迷惑がかかります。

ファックスやメールであれば、時間があるときに確認をして返事をすることができます。あるいは、折り返し電話をかけることもあるでしょう。この際注意が必要な点は、送った後に必ず送信相手の医療機関の事務職などに確認の電話をして、返答をお願いしておくことです。そうすることで、返事が来る確率が高まり、返答までの時間も短縮されるでしょう。

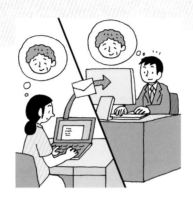

会議は短時間でなるべく医師の都合に合わせる

　初回のサービス担当者会議などはなるべく医師にも参加してもらったほうがよいでしょう。在宅療養を支えるチームの職種間に上下関係はありませんが、多忙である医師の都合に可能な限り合わせたほうが調整をつけやすいです。医師の仕事は外来診療など予定が決まっていることが多く、その時間帯に会議に出ることはまず不可能です。医師の勤める診療所で行うことも、理解が得られれば一つの工夫でしょう。また、利用者の生活の場で医師の訪問診療に合わせて行うことも可能でしょう。

　会議の際に大切なことは、何を議論するのかを明確に決めて準備をしておくことです。さらには、だらだらと長時間かけないことです。それには、あらかじめ会議の時間を決めておくことや、一回の発言時間を短時間でお願いすることなども必要です。長々と論点のはずれた話をされると、忙しいなか集まってくれた多職種に失礼です。

　どうしても医師の都合がつかない場合には、質問事項を書いて書面で回答をお願いすることもよいでしょう。この際、会議の目的を明記して、質問の内容をできるだけ具体的にしておくと、専門職の立場から回答しやすくなります。

さまざまな機会を通じて顔の見える関係になる

　意思疎通を図るうえで、顔の見える関係になることはとても重要なことです。これは医師だけでなく、訪問看護師やほかのさまざまな職種の人も同様です。顔の見える関係であれば、緊急時などに電話での問い合わせなども行いやすくなります。

　そのためにはまず、地域のケアマネジャー団体に加入することは必須です。筆者の地域でもそうですが、何かイベントをする際には、まず職能団体を通して依頼したり、周知したりします。ケアマネジャー間の情報も得ることができるため、事業者の特徴などの情報も入りやすくなります。さらには、地域のイベントや勉強会には時間をつくって出席したほうがよいでしょう。最近はこれらの勉強会も数多く行われており、医師会主催の多職種が参加可能な会は特に医師との関係づくりに役立つため、出席しましょう。

　そのほか、初回の訪問診療への同行については前述しましたが、ふだんの訪問診療に同席することも勧めます。医師の診察、特に利用者やその家族との会話を聞くことで、援助のうえでのヒントを得ることも少なくないと考えます。積極的に事業所から出ていき、さまざまな職種の人たちとの会話を通じて、顔の見える関係づくりに励んでほしいと思います。ケアプラン作成など、援助の際に役立つことは間違いありません。

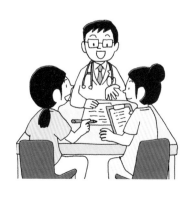

報告書はまめに上げる

　訪問医には居宅療養管理指導費を算定するため、その内容をケアマネジャーに毎月報告する義務があります。訪問看護においても毎月その内容を、指示書を出した医師に報告します。訪問薬剤管理指導はもちろんのこと、訪問マッサージにおいても、毎月その内容を報告する事業者もいます。

　ケアマネジャーも医師に対して、毎月のケアプランの内容だけでなく、利用者や家族の状態の変化も含めて文書で報告するとよいでしょう。医師は報告書には必ず目を通すため、利用者に関する情報が手に入ることは診療の際に役立ちます。

　報告書は文書で、ファックスで送信してもよいですが、原本を必ず郵送する、または近くであれば医療機関まで持参するとよいでしょう。報告書は必ずそれぞれの事業所で保存するため、医療機関においては、ファックスだけであると、保存しにくいことがあります。顔を覚えてもらうという点からも、医療機関に少し立ち寄って手渡しすることもよいでしょう。

　利用者の状態が急変して入院した際にも、報告したほうがよいです。まれに、利用者が救急車を呼んで入院してしまい、そのことを医療機関が把握できていない場合があるからです。また、利用者の家族に変化があった場合なども報告しましょう。こまめに報告書を送ることで、医療機関だけでなく他事業者からも信用されるようになることは間違いありません。

2 訪問看護をうまく利用する

　在宅ケアを始める人のほとんどは、障害があり医療が必要です。何らかの疾病が悪化して入院治療をし、急性期の症状が落ち着いて慢性期の状態となり、在宅ケアが始まることが多いです。退院後は在宅医療とし

て、訪問診療を利用する人だけでなく、通院治療を選択する人も少なくありません。訪問看護はこれらすべての在宅ケアの利用者の強い味方になります。

　在宅医療の主役は訪問看護であると、在宅医療を行う医師の多くは考えています。がん末期の人の在宅療養のケースでは、医師よりも訪問看護師のほうが、利用者の頼りになることが多いです。家族も医師には言いにくいことを看護師には話せる場合があり、ケアマネジャーとしても、医師よりは看護師との対応のほうが心理的垣根は低いでしょう。しかし、訪問看護は介護報酬が高いため、介護保険の限度額を超えてしまうなどの点から、慢性疾患ではどうしても利用しづらいということがあります。利用者においても、訪問看護を導入しても何をしてくれるのかと、拒否する人も多いと聞きます。それでも、訪問看護は慢性疾患であっても、健康管理のうえで利用者の役に立つ必要なサービスです。以下では、訪問看護をうまく利用するポイントを解説します。

訪問看護ステーションによって特徴がある

　訪問看護は在宅医療の中核をなすサービスであり、在宅療養をする人にとっては頼りになる存在です。看護師は医師の補助業務をすることが多いですが、訪問看護では医師の指示書があれば、看護師の判断でさまざまな医行為や医療判断をすることができます。その点で、意欲のある看護師にとっては魅力的な仕事になります。

　現在日本には1万件強の訪問看護ステーションがありますが、訪問看護ステーションそれぞれに特徴があります。例えば、男性看護師グループで立ち上げた訪問看護ステーションがあります。そこでは、男性利用者の尿管カテーテル管理が得意であり、夜間のトラブルでも24時間対応をしてくれます。また、筆者の運営する医療法人の訪問看護ステーションでは、理学療法士が2名勤務し、訪問リハビリテーションも行っていますが、がん末期の対応に実績があり、緩和ケアを得意としています。

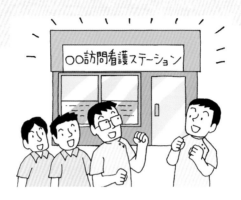

医療用麻薬の量なども、看護師と相談しながら決めていくことが多いです。

　それぞれの訪問看護ステーションの特徴を理解していると、ケアプラン作成時の選択に役立つでしょう。

24時間連携体制がとれる訪問看護ステーションが頼りになる

　訪問看護ステーションの多くは24時間連携体制をとっているところが多いです。これは、在宅療養をする利用者にとっては心強いことです。夜間・休日に急な発熱があった場合や、尿管カテーテルのトラブルを起こした場合など、ほとんどの医行為や医療判断は訪問看護師で対応が可能だからです。

　在宅療養支援診療所でも訪問看護ステーションと協働して、24時間連携体制をとるところが多いです。ファーストコールを訪問看護ステーションが受けて、それでも対応が困難な場合に、診療所の医師が対応することになります。現実的には前述したように、医師の対応を必要とするケースはほとんどありません。

　利用者が亡くなった場合には、看護師は死亡診断書の作成はできないため、医師の診断が必要になります。しかし、これも遠隔診断システム

で、看護師と医師との連携により、医師が現場で立ち会わなくてもよい制度ができています。また、診療所によっては、深夜の看取りでは、まず看護師が訪問して死亡を確認し、翌朝に医師が死亡診断書を持って行くところもあると聞きます。

　いずれにしても、24時間連携体制がとれる訪問看護ステーションを利用することを勧めます。

専門家の目を通すと見えてくることも多い

　障害や疾病を抱えながら地域で暮らす人たちの医療ニーズは非常に高いです。これらの人たちに対して、定期的な診察や検査などが必要であり、医療機関との関係はとても大切です。ただし、訪問診療においても、通院治療においても、頻回に医師に診てもらうわけではありません。症状が安定しているようでも、体調が悪くなったり、病気が進行していたりすることがあります。専門家である看護師の定期的な訪問看護を受けることで、そのような場合においても早期の対応が可能となり、安心して地域で暮らしつづけることができます。

　特にがん末期の人の在宅療養では、訪問看護は必須です。がん末期で必要な疼痛管理や、さまざまな医療機器の管理などはもちろんのこと、一番大切である利用者に寄り添う姿勢を、看護の視点からしっかりと援助できるからです。

　また、医療系以外の基礎資格でケアマネジャー業務を行っている人は、自分とは別の専門資格をもつ人の視点を大切にする意味でも、訪問看護の導入を検討するとよいと思います。他の専門職の目を通すと見えてくることも多いです。

訪問看護師とも顔の見える関係づくりを

　顔の見える関係づくりは、さまざまな事業所と連携を図るうえで大切なことです。どのような職種であっても顔の見える関係があれば、電話

での連絡やファックス報告なども受け入れやすくなります。また、急な依頼もお願いしやすくなります。そのためには、時間の許す限り事業所に足を運んで、コンタクトをとるようにしたほうがよいでしょう。

　例えば、利用者の報告書を渡す場合においても、事業所に出向いて直接渡すことで、訪問看護師との顔の見える関係づくりを促進することになります。サービス担当者会議を開く際にも、顔の見える関係づくりができていれば、事前の根回しも行いやすいでしょう。電話やファックス、メールだけでの依頼であると、関係づくりは進みません。

　初めて訪問看護ステーションに訪問看護を依頼する際には、できるだけその事業所に出向いて、その様子を見てくるとよいでしょう。顔の見える関係づくりだけでなく、受付時の対応、事業所の状態や雰囲気で訪問看護ステーションの力量の一端を理解できることもあります。顔の見える関係づくりには、こまめに足で稼ぐ必要があるのです。

3　地域包括ケアシステムから地域共生社会へ

　国は最近、地域共生社会という概念を提唱しています。基本的には地域包括ケアシステムと似ている概念ですが、地域包括ケアシステムという概念だとどうしても高齢者介護、そして介護保険のイメージが強いため、小児や障害のある人の介護を含めた地域共生社会という概念を、改めて提唱しているように感じます。

　実際に地域を回っていると、介護保険だけでは解決がつかない、複合的な問題を抱えた家族が少なくありません。がん末期の夫や妻を抱えた家庭に訪問に行くと、引きこもりの息子がいたり、障害のある子どもが一緒だったりすることはよく経験します。これらの家族を支えるためには、介護保険以外の支援を考えなければなりません。多くの場合は地域包括支援センターなど行政の力を借りなくてはならないのです。

　また、地域包括ケアシステムにおいても同様ですが、地域の互助の力

や利用者の自助の部分をうまくコーディネートする力も必要になってきます。特に互助は地域によって潜在力に差が大きく、大都市部では近所付き合いが少ないことが多いため、その力が弱いです。しかし、高齢者が増加していく都市部においては特に、互助の力が必要になります。

　ケアマネジメントを行っていくには、ある程度の支援可能な枠を決めていく必要はありますが、今後は小児、障害のある人を含めて支援につなげることができるように、医療だけでなく、行政や地域住民組織との関係性もしっかりとつくっていく必要があります。

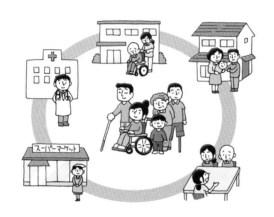

Chapter VI

在宅医療で
みかける略語

略語 正式名称	意味
ACP Advance Care Planning	人生会議。自らが望む医療や介護のあり方について、本人・家族を交えた多職種での話し合い。また、それを共有する取り組み
AD Alzheimer's disease	アルツハイマー型認知症
ADL Activities of Daily Living	日常生活動作。食事、更衣、排泄など、基本的で毎日繰り返される一連の身体動作
Adm admission	入院
AIDS acquired immune deficiency syndrome	後天性免疫不全症候群。HIV に感染して起きる免疫不全症のこと。エイズの略称で知られている
ALS amyotrophic lateral sclerosis	筋萎縮性側索硬化症。介護保険の特定疾病の一つ
Alb albumin	アルブミン。肝臓で合成されるたんぱく質で、栄養評価に使われることが多い。低下すると全身の浮腫や心不全をきたしやすくなる 【参考】基準値:3.8~4.9g/dL
AP angina pectoris	狭心症
ASO arteriosclerosis obliterans	閉塞性動脈硬化症。介護保険の特定疾病の一つ
BMI body mass index	肥満指数。BMI =体重(kg)/身長(m)^2
BP blood pressure	血圧
BPSD behavioral and psychological symptoms of dementia	認知症の中核症状にさまざまな要因が重なって起こる行動・心理症状
BS blood sugar	血糖。BG(blood glucose)と同じ
BUN blood urea nitrogen	血中尿素窒素。腎機能の指標としてよく使われる。腎機能の低下、消化管出血、脱水症などで上昇 【参考】基準値:8 ~22mg/dL

略語 正式名称	意味
CAPD continuous ambulatory peritoneal dialysis	連続携帯式腹膜透析（持続的外来腹膜透析）。慢性腎不全の腹膜透析療法の一つ
CK creatine kinase	クレアチンキナーゼ。CPK（creatine phosphokinase）と同じ。心筋や骨格筋などの細胞のエネルギー代謝に重要な酵素で、心筋梗塞などの心筋障害・筋疾患で血中濃度が上昇する 【参考】基準値：50〜250U/L
Cl chlorine	クロール。塩素 【参考】基準値：99〜107mEq/L
COPD Chronic Obstructive Pulmonary Disease	慢性閉塞性肺疾患
CP clinical psychologist	臨床心理士
CRP C-reactive protein	C反応性たんぱく。炎症や組織破壊があると急激に血中に増加する 【参考】基準値：（−）0.0〜0.3mg/dL
Cr creatinine	クレアチニン。腎機能の低下で上昇する 【参考】基準値：0.6〜1.3mg/dL
CSDH chronic subdural hematoma	慢性硬膜下血腫
CVA cerebrovascular accident	脳血管障害。介護保険の特定疾病の一つ。CVD（cerebro-vascular disease）と同じ
Dis discharge	退院
DIV intravenous injection by drip	点滴静脈注射
DLB dementia with Lewy bodies	レビー小体型認知症
DM diabetes mellitus	糖尿病
Dx diagnosis	診断

略語 正式名称	意味
EBM evidence-based medicine	論文やデータなどの「根拠」に基づき適切な方法で医療を行うこと
ENT entlassen【独】	退院。エント
FTD frontotemporal dementia	前頭側頭型認知症
Fx fracture	骨折
GOT glutamic oxaloacetic transaminase	グルタミン酸オキサロ酢酸転移酵素（トランスアミナーゼ）。心、肝、筋などに多く含まれ、炎症や細胞の障害により血中に流出するため肝炎や心筋梗塞の診断に使われる。AST（aspartate aminotransferase）と同じ 【参考】基準値：9〜33U/L
GPT glutamic pyruvic transaminase	グルタミン酸ピルビン酸転移酵素（トランスアミナーゼ）。肝に多く含まれ、肝疾患の際に高値を示す。ALT（alanine aminotransferase）と同じ 【参考】基準値：5〜45U/L
Glu glucose	グルコース、ブドウ糖。血液内のグルコースの濃度が血糖値 【参考】基準値：70〜100mg/dL
γ -GTP γ -glutamyl transpeptidase	γグルタミルトランスペプチダーゼ。肝・胆道系疾患やアルコールを多量に飲む人では高値を示す 【参考】基準値：50U/L 以下
HA／HB／HC hepatitis A／B／C	A 型肝炎／B 型肝炎／C 型肝炎
HCV hepatitis C virus	C 型肝炎ウイルス
Hb hemoglobin	ヘモグロビン量。赤血球中の鉄を含むたんぱく質 【参考】基準値：男性12.5〜17.0g/dL　女性12.0〜15.0g/dL
HDL-C high density lipoprotein-cholesterol	HDL（善玉）コレステロール 【参考】基準値：男性40〜82mg/dL　女性40〜93mg/dL
HIV human immunodeficiency virus	ヒト免疫不全ウイルス。AIDS を発症させるウイルス

略語 正式名称	意味
HMV home mechanical ventilation	在宅人工呼吸療法
HOT home oxygen therapy	在宅酸素療法
HR heart rate	心拍数
HT hypertension	高血圧症
Ht hematocrit	ヘマトクリット値。血液中に占める血球の体積（実質的には赤血球）の割合 【参考】基準値：男性：38〜51%　女性33〜45%
IADL Instrumental Activities of Daily Living	手段的日常生活動作
IM intramuscular injection	筋肉注射
IVH intravenous hyperalimentation	中心静脈栄養。中心静脈から必要な栄養のほとんどを投与する。TPN（total parenteral nutrition）と同じ
K kalium	カリウム。腎機能低下や脱水症、ホルモン異常、薬剤の副作用で異常値を示す 【参考】基準値：3.3〜4.8mEq/L
LC liver cirrhosis	肝硬変
LCS lumbar canal stenosis	腰部脊柱管狭窄（症）。脊柱管狭窄症は介護保険の特定疾病の一つ。LSCS（lumbar spinal canal stenosis）、LSS（lumbar spinal stenosis）と同じ
LDL-C low density lipoprotein-cholesterol	LDL（悪玉）コレステロール 【参考】基準値：70〜140mg/dL
MI myocardial infarction	心筋梗塞
MRI magnetic resonance imaging	磁気共鳴画像診断法。頭蓋内の断面を画像化し、脳梗塞や脳出血など、頭部の病変を調べる検査

Chapter V 連携上手になろう

Chapter VI 在宅医療でみかける略語

略語 正式名称	意味
MRSA Methicillin-resistant Staphylococcus aureus	メチシリン耐性黄色ブドウ球菌。メチシリンに対して薬剤耐性を獲得した、黄色ブドウ球菌のこと
MSA multiple system atrophy	多系統萎縮症。代表的な神経変性疾患の一つ。さらにオリーブ橋小脳萎縮症、シャイ・ドレーガー症候群、線条体黒質変性症に分類できる。介護保険の特定疾病の一つ
MSW medical social worker	医療ソーシャルワーカー。病院などで、地域の医療・保健・福祉機関と連携して、退院や転院の調整をしたり、在宅療養などの相談に応じる専門職
MT mund therapie【独】	ムントテラピー、ムンテラ。患者への説明という意味で使われる和製独語
Na natrium	ナトリウム 【参考】基準値：137〜145mEq/L
NBM narrative-based medicine	「物語」に基づいた医療。根拠に基づいた医療（EBM）に対し、患者本人の語り、価値観を中心にして自己決定を支援する
OA osteoarthritis	変形性関節症。両側の膝関節または股関節に著しい変形を伴うものは介護保険の特定疾病の一つ
OP operation	手術
OPLL ossification of the posterior longitudinal ligament	後縦靱帯骨化症。後縦靱帯（脊椎を上下に連結し、脊柱を縦走する靱帯）が骨化し、脊髄や神経根を圧迫して知覚や運動に障害が現れる。介護保険の特定疾病の一つ
ORT orthoptist	視能訓練士
OT occupational therapist	作業療法士
para paraplegia	対麻痺
PD Parkinson's disease	パーキンソン病。介護保険の特定疾病の一つ
PEG percutaneous endoscopic gastrostomy	経皮内視鏡的胃ろう造設術

略語 正式名称	意味
PHN public health nurse	保健師
PLT platelet	血小板数 【参考】基準値：10〜40×10^4/μL
p.o. per os【ラテン】	経口的に、口から（摂取）
PSW psychiatric social worker	精神科ソーシャルワーカー。精神障害者の社会復帰についての相談援助を行う専門職
PR pulse rate	脈拍
PT physical therapist	理学療法士
Pt patient	患者
RA rheumatoid arthritis	関節リウマチ。介護保険の特定疾病の一つ
RBC red blood cell	赤血球数 【参考】基準値：男性450〜550万/μL　女性380〜480万/μL
ROM range of motion	関節可動域
RR respiratory rate	呼吸数
SC subcutaneous（injection）	皮下（注射）
SCD spinocerebellar degeneration	脊髄小脳変性症。介護保険の特定疾病の一つ
supp suppositorium	座薬
ST speech therapist	言語聴覚士
Sx symptoms	症状

略語 正式名称	意味
TB tuberculosis	結核
Tcho total cholesterol	総コレステロール。TC（total cholesterol）と同じ 【参考】基準値：130〜240mg/dL
tetra tetraplegia	四肢麻痺
TG triglyceride	トリグリセライド 【参考】基準値：36〜130mg/dL
TP total protein	総たんぱく 【参考】基準値：6.8〜8.2g/dL
VD vascular dementia	血管性認知症
WBC white blood cell	白血球数 【参考】基準値：静脈4000〜8500/μL

索引

用語解説のある語句とその解説ページはオレンジ文字で示しています。

アルファベット

ACP……13
ALS……129
BMI……39, 42
BPSD……127, 135
CK……44, 47
COPD……48, 60
DXA法……156, 161
GOT……83
GPT……83
HbA1c……98
HDLコレステロール……103
Hoehn & Yahr（ホーエン＆ヤール）の重症度分類……124
HOT……50
LDLコレステロール……103
non-HDLコレステロール……104, 106

あ

悪性症候群……126, 128
足すくみ状態……123
アテローム血栓性脳梗塞……114
アドバンス・ケア・プランニング……13
アルツハイマー型認知症……135
胃潰瘍……73
息切れ……60
医行為……41, 133, 194
Ⅰ型糖尿病……94
1秒率……49, 53
一過性脳虚血発作……114
一包化……206
医療モデル……16
インスリン……94, 98
インスリン抵抗性……94
インフルエンザ……63
インフルエンザウイルス……63
インフルエンザ脳炎……65
ウェアリング・オフ現象……126, 128
うっ血性心不全……62
うつ病……141
運動ニューロン……129
エストロゲン……156
エリスロポエチン……88, 91
嚥下……54
嚥下障害……130
嚥下反射……56, 59
円背……155
塩分……39, 88
黄疸……77, 81, 82
嘔吐……30, 107, 114, 195

横紋筋融解症……106
お薬カレンダー……207
オピオイド……28, 190, 195
オン・オフ現象……126, 128

か

下位運動ニューロン……129
疥癬……173
咳嗽反射……54, 59
かかりつけ医のためのBPSDに対応する向精神薬使用ガイドライン……138
角化型疥癬……173
活性型ビタミンD……88, 91
滑膜炎……149
家庭血圧……39
カルシウム……157
眼圧……187
肝炎……82
観血的治療……145, 148
間欠跛行……162
肝硬変……82
肝性脳症……82
関節液……144
関節破壊……149
関節リウマチ……149

感染力……70

冠動脈……43

鑑別診断……60, 62, 121, 137, 141

亀背……155

逆流性食道炎……155

丘疹……174, 178

球麻痺……130, 134

狭心症……43

胸痛……44

居宅療養管理指導……72, 102, 127, 153

気流制限……60, 62

気流閉塞……49, 53

筋萎縮性側索硬化症……129

筋力低下……169

クーリング……23, 65

屈曲拘縮……144, 148

くも状血管腫……86

くも膜下出血……114

グリコヘモグロビン……98

経口感染……107, 111

血圧……38

血液凝固因子……82, 86

血液透析……91

結核……69

血管性間欠跛行……163

血管性認知症……135

血腫……145, 148

結節……174, 178

下痢……107

原疾患……117, 118

原発性胆汁性肝硬変……82, 86

腱反射……129, 134

高カリウム血症……87, 91

高血圧……38, 45, 95

高血圧治療ガイドライン……38

抗原性……63, 68

膠原病……121, 150, 154

高熱……22, 63, 92

硬膜下血腫……119

高リン血症……87, 91

誤嚥事故の対応……210

誤嚥性肺炎……54

呼吸器感染症……63

呼吸困難……60

固縮……123

骨芽細胞……155, 161

骨棘……144, 148

骨折……155

骨粗鬆症……155

骨代謝マーカー……156, 161

コレステロール……77, 103

コレステロール胆石……77

さ

サービス担当者会議……216

在宅医療……8, 218

在宅患者訪問薬剤管理指導……102, 153

在宅酸素療法……50

在宅療養支援診療所……10

在宅療養支援病院……10

サルコペニア……169

酸素飽和度……50, 53

酸素療法……50

3段階除痛ラダー……191

次亜塩素酸ナトリウム……109, 111

色素胆石……77

自己免疫疾患……150, 154

脂質異常症……46, 95, 103

ジスキネジア……126, 128

姿勢反射障害……123

若年成人平均値（YAM）……156, 161

十二指腸潰瘍……73

十二指腸乳頭……78, 81

熟眠障害……32

上位運動ニューロン……129

症候群……135, 140

初回訪問……214

褥瘡……182

──の好発部位……182

──の深達度分類……183

食欲不振……26, 82, 87

女性化乳房……86

腎盂腎炎……92

腎炎……87

侵害受容性疼痛……190, 195

心筋梗塞……39, 43, 103

神経根ブロック……164, 166

神経障害性疼痛……190, 195

神経性間欠跛行……163

神経伝達物質……123, 128

心原性脳塞栓……114

侵襲……78, 81

振戦……123

腎不全……39, 87
錐体外路症状……123, 128
水痘・帯状疱疹ウイルス
……179
水分量……24
睡眠障害……32
スパイロメトリー……49, 53
生活習慣病……114, 118
生活モデル……16
脆弱性骨折……156, 161
生物学的製剤……151, 154
咳……60
絶対リスク評価……104,
106
線維束性収縮……129, 134
喘息……60
前頭側頭型認知症……135
潜伏期間……64, 68, 107
早朝覚醒……32

た

ダーモスコープ……173, 178
第一選択薬……152, 154
体温……22
体外衝撃波砕石術……78,
81
帯状疱疹……179
帯状疱疹後神経痛……
179
耐性菌……69, 72
体性痛……190
耐糖能……95, 98
脱水……24, 87, 101, 112
脱水症状……107
胆汁酸……82, 86
胆石症……77

胆嚢炎……77
地域共生社会……222
地域包括ケアシステム
……222
中核症状……135
中途覚醒……32
通常疥癬……173
痛風……99
痛風腎……99, 102
手洗い……176
低ナトリウム血症……113
手袋……170, 176
点状出血……82, 86
頭蓋内圧……120, 122
疼痛コントロール……190
糖尿病……45, 87, 94
動脈硬化……46, 103, 114,
118
動脈硬化性疾患予防ガイ
ドライン……104
ドーパミン……123
ドレナージ……78, 81
トロポニンT……44, 47

な

内臓痛……190
Ⅱ型糖尿病……94
二次性高血圧……38
入眠障害……32
尿路感染症……92
認知症……121, 135
──の行動・心理症状
……127, 135
熱中症……112
ネブライザー……61, 62
脳血管障害……114

脳梗塞……39, 103, 114
脳出血……114
脳脊髄液……119, 122
ノルウェー疥癬……173
ノロウイルス感染症……
30, 107
ノロウイルスの消毒薬
……109

は

パーキンソン症候群……
126
パーキンソン病……123
肺炎……54
肺気腫……48
バイタルサイン……20,
22
吐き気……30, 82, 107,
120, 195
白内障……185
歯車現象……123
破骨細胞……155, 161
発熱……22, 107
馬尾神経……163, 166
バビンスキー反射……
129, 134
パルスオキシメーター
……50
皮疹……173, 178
ヒゼンダニ……173
飛沫感染……64, 68, 69
日和見感染……179, 181
ビリルビンカルシウム胆
石……77
ピロリ菌……73
腹膜透析……91

不顕性誤嚥……55
浮腫……82, 87, 91
不定愁訴……77, 81
不眠……32, 141
ふらつき……34
プリン体……99, 102
フレイル……167
プロスタグランジン……74, 76
プロトロンビン時間……83, 86
変形性膝関節症……144
便秘……28, 195
膀胱炎……92
放散痛……44, 47
訪問看護……218
訪問看護ステーション……219
保存的治療……163
ホルター心電図……44, 47
本態性高血圧……38

ま

末期がん……190
慢性気管支炎……48
慢性硬膜下血腫……119, 135
慢性閉塞性肺疾患……48, 60
水を抜く……145
無動……123
迷走神経……74, 76
めまい……34

や

指輪っかテスト……168

腰部脊柱管狭窄症……162
抑うつ……141

ら

ライ症候群……65, 68
ラクナ梗塞……114
理学所見……137, 140
リスクマネジメント……205
緑内障……187
レスキュー……190, 195
レニン……88, 91
レビー小体……124
レビー小体型認知症……135
ロコチェック……171
ロコモティブシンドローム……171

薬名索引

太字は分類名。オレンジ文字は一般名で、商品名との重複を含む

アルファベット

ACE 阻害薬……40
ARB……40, 89
ARB・利尿薬配合剤……41
ARB・Ca 拮抗薬配合剤……41
ATP……116
DPP-4阻害薬……95, 96
EPL……84
FK……75
GLP-1受容体作動薬……96
H2受容体拮抗薬……75
KM……75
L-ドーパ代謝酵素阻害
　薬……125
MS コンチン……29, 31, 193
MS ツワイスロン……193
MTX……152
NaSSA……142
NMDA受容体拮抗薬……137
NSAIDs……27, 73, 100,
　151, 193
OD 錠……199
PL 配合顆粒……23
SERM(サーム)製剤……158
SG 配合顆粒……23
SGLT2阻害薬……96
S・M……75
SNRI……142
SSRI……31, 137, 142
αグルコシダーゼ阻害薬
　……96
α遮断薬……40
αβ遮断薬……41
β遮断薬……40, 46
β-ラクタム系薬……93
β2刺激薬……61

あ

アーガメイト……89
アーチスト……41
アーテン……125
アイトロール……45
アイロミール……61
アキネトン……125
アクテムラ……152
アクトス……96
アクトネル……27, 158
アクレフ……193
アザニン……152
アザルフィジン EN……152
アシノン……75
アジルバ……40
アジレクト……125
アスパラ-CA……158
アスピリン……23, 62
アセオシリン……79
アダラート……40, 45
アデホスコーワ……35,
　116
アドエア……51, 61
アドビオール……46
アトロベント……61
アバプロ……40, 89
アプネカット……51
アプルウェイ……96
アプレース……75
アベロックス……56, 79
アマリール……96
アミティーザ……29
アミノレバン……84
アミペニックス……79
アムロジピン……40
アムロジン……45
アメナリーフ……180
アモキサン……142
アモバン……33
アモリン……79
アラセナ A クリーム……
　180
アラセナ A 点滴静注……
　180
アラセナ A 軟膏……180
アラバ……152
アリセプト……137
アルギメート……84
アルサルミン……75
アルダクトン A……40
アルタット……75
アルツ……146
アルドース還元酵素阻害
　薬……96
アルピニー……23

アルファロール……89, 158
アルボ……100, 146
アルミゲル……75
アルロイドG……75
アレギサール……61
アレステン……40
アレベール……51
アローゼン……29, 192
アロチノロール塩酸塩
　……41
アンギナール……89
アンジオテンシンⅡ受容体拮
抗薬(ARB)……40, 89
安息香酸ベンジル……175
アンヒバ……23
アンプラーグ……116
アンペック……193
イーシー・ドパール……125
イグザレルト……116
イサロン……75
イスコチン……70
イソニアジド……70
遺伝子組み換えヒト
PTH……158, 159
イナビル……65
イニシンク……96
イノリン……61
イフェクサーSR……142
イベニティ……158
イルベタン……40, 89
陰イオン交換樹脂……
　105
インスリン製剤……96
インターフェロン製剤
　……84
インタール……61

インダシン……100, 146
インテバン……23
インデラル……40, 46
インヒベース……40
インフリー……151
うがい薬……201
ウブレチド……189
ウラリット……100
ウルグート……75
ウルソ……79
エアゾール吸入剤……202
エイゾプト……189
エースコール……40
エカード……41
液剤……201
エクア……96
エクメット……96
エクリラ……51
エサンブトール……70
エスポー……88
エタンブトール……70
エチオナミド……70
エックスフォージ……41
エディロール……89, 158
エパデール……89, 105,
　116
エバミール……33
エビスタ……158
エビリファイ……138
エフィエント……45, 116
エフェドリン塩酸塩……
　61
エブトール……70
エフピー……125
エブランチル……40
エポジン……88

エリキュース……116
エリミン……33
エルシトニン……158
エンクラッセ……51
嚥下機能改善薬……56
塩酸モルヒネ……29, 31
エンドキサン……31
エンビオマイシン硫酸塩
　……70
エンブレル……152
オイグルコン……96
オイテンシン……89
オイラックス軟膏……175
嘔気・嘔吐予防薬……192
オーキシス……51
オーグメンチン……93
オキサロール……89
オキシコンチン……193
オキノーム……193
オゼックス……79
オゼンピック……96
オドリック……40
オノン……61
オパイリン……146, 151
オパルモン……164
オピオイド鎮痛薬……
　29, 31, 193
オプソ……29, 31, 193
オメプラール……74
オルガドロン……192
オルセノン軟膏……184
オルベスコ……61
オルメテック……40, 89
オレキシン受容体拮抗薬
　……33
オレンシア……152

オングリザ……96
オンブレス……51

か

カイトリル……31
喀痰調整薬……51
ガスター……75
ガストローム……75
ガストロゼピン……75
ガスモチン……31, 75
ガスロン N……75
カタリン……186
カタリン K……186
ガチフロ……56
活性型ビタミン D₃製剤
　……89, 157, 158
カディアン……193
カデックス軟膏……184
カナグル……96
ガナトン……31, 75
カナマイシン……70
カナリア……96
カバサール……125
ガバペン……192
カプセル剤……198
カプトリル……40
カムリード……75
カリーユニ……186
カリウム製剤……27
カリメート……89
カルシウム（Ca）拮抗
　薬……40, 42, 45
カルシウム薬……158
カルシトニン製剤……158
カルタン……89
カルデナリン……40

カルブロック……40
カロナール……23, 65, 193
カロリール……84
肝機能改善薬……84
含嗽剤……201
肝臓製剤……84
肝たんぱく代謝改善薬
　……84
カンテック……84
肝不全治療薬……84
ガンマロン……116
肝免疫賦活薬……84
気管支拡張薬……51
キサラタン……189
キックリン……89
キネダック……96
キノロン系薬……56
キプレス……61
気分安定薬……142
キュバール……51, 61
強力ネオミノファーゲン
　シー……84
グーフィス……29
クエストラン……105
グラクティブ……96
グラケー……158
クラバモックス……93
クラビット……56, 79, 93
クラリシッド……56
クラリス……56
クリアナール……51
グリコラン……96
グリセオール……120
グリセリン浣腸液……29
グリチロン……84
グリニド類……96

クリノリル……146, 151
グリミクロン……96
グルコバイ……96
グルファスト……96
グルベス……96
クレストール……105
クレメジン……89
ケアラム……152
ケイキサレート……89
経口トロンビン直接阻害
　薬……116
ゲーベンクリーム……
　184
ケタス……35, 61, 116,
　138
血管拡張薬……164
ゲファニール……75
ケブザラ……152
ケフレックス……56
ケルロング……40
健胃薬……75
ケンエー G 浣腸液……29
抗 IgE 抗体……61
抗アレルギー薬……61
抗 IL−5抗体……61
抗インフルエンザ薬……
　65, 68
抗うつ薬……192
抗ガストリン薬……75
高カリウム血症治療薬
　……89
抗肝炎ウイルス薬……84
抗がん剤……29, 31
交感神経刺激薬……51
抗凝固薬……116
口腔内崩壊錠……199

抗痙攣薬……192
抗結核薬……69, 70
抗血小板薬……45, 138
抗血栓薬……116
抗コリン薬……51, 61, 79, 125
抗スクレロスチン抗体 ……158
抗精神病薬……31
向精神薬……192
抗生物質……55, 56
広範囲ペニシリン系薬 ……79
抗不整脈薬……192
抗 RANKL モノクローナル抗体……158
抗リウマチ薬……152
高リン血症治療薬……89
コスパノン……79
コスメゲン……31
コディオ……41
コニール……45
コバシル……40
コペガス……84
コムタン……125
コメリアン……46, 89
コランチル……75
コリオパン……79
コリンエステラーゼ阻害薬……137
コルヒチン……100
コルフィリン……51
コレキサミン……105
コレバイン……105
コントミン……31, 192

さ

サアミオン……116, 138
サイクロセリン……70
サイトテック……75
サイビスク……146
サイレース……33
ザイロリック……100
サインバルタ……142, 192
サチュロ……70
ザファテック……96
サモール N……75
座薬……202
サリチルアミド……23
サルタノール……61
サロベール……100
サワシリン……79
酸化マグネシウム……29
三環系抗うつ薬……142
酸性尿改善薬……100
ザンタック……75
サンピロ……189
シーブリ……51
ジェイゾロフト……137, 142
ジェニナック……56
ジェネリック医薬品……204
ジギタリス製剤……31
シグマート……46
ジゴキシン……31
シスプラチン……31
ジスロマック……56
持続性錠……199
ジゾペイン……151
シプレキサ……138
シプロキサン……56, 79, 93
ジベトス……96
シムジア……152
ジャディアンス……96
ジャヌビア……96
シュアポスト……96
重曹……75, 89
消炎鎮痛外用薬……146
消炎鎮痛薬……29, 62, 75, 76, 146, 164
消化管運動機能改善薬 ……75
錠剤……199
小柴胡湯……84
硝酸薬……45
植物ステロール……105
徐放錠……199
シングレア……61
神経障害性疼痛緩和薬 ……193
神経障害治療薬……96
腎性貧血治療薬……88
シンポニー……152
シンメトレル……56, 65, 116, 125, 138
新レシカルボン……29
シンレスタール……105
スイニー……96
スインプロイク……29
スーグラ……96
スージャヌ……96
スターシス……96
スタチン(HMG-CoA 還元酵素阻害薬)……105
ステロイド薬……51, 61, 76, 152, 156, 192

ストラテラ……142
ストレプトマイシン……70
ストロカイン……31
ストロメクトール……175
スパカール……79
スパラ……79
スピリーバ……51, 61
スピロピタン……138
スベニール……146
スミスリンローション……175
スミフェロン……84
スルガム……151
スルペラゾン……93
スルホニル尿素薬……96
スロー K……27
スロービッド……51, 61
制酸薬……75
生物学的製剤……151, 152
セイブル……96
ゼオチン……51
セクトラール……40
セスデン……79
ゼストリル……40
セタプリル……40
ゼチーア……105
舌下錠……200
セファドール……35
ゼフィックス……84
セフェム系薬……56, 79
セフスパン……79
セフゾン……56, 79
セルシン……142
セルベックス……75
セレキノン……75

セレクトール……40
セレコックス……146, 151, 164, 193
セレネース……138, 192
セレベント……51, 61
セロクエル……138
セロクラール……35, 116, 138, 192
セロケン……40, 46
セロシオン……84
セロトニン・ドーパミン遮断薬……138
セロトニン・ノルアドレナリン再取り込み阻害薬（SNRI）……142
選択的セロトニン再取り込み阻害薬（SSRI）……31, 137, 142
選択的ノルアドレナリン再取り込み阻害薬……142
ソセゴン……29
ソニアス……96
ゾビラックス……180
ゾビラックス点滴静注……180
ゾフルーザ……65
ソラナックス……142
ソランタール……146
ソルミラン……45, 105
ゾレア……61
ソレトン……151
ソロン……75

た
ダイアート……89
代謝性アシドーシス治療

薬……89
タウリン……84
ダオニール……96
多価不飽和脂肪酸……105
タガメット……75
ダカルバジン……31
ダクチル……79
タケキャブ……74
タケプロン……74
多元性受容体作用抗精神病薬……138
タチオン……186
タナトリル……40, 56
タプロス……189
タミフル……65
タリージェ……193
タリビット……79
チアゾリジン誘導体……96
チアトン……75
チアントール軟膏……175
チオラ……84
膣錠……200
チトレスト……116
チノ……79
チバセン……40
チモプトール……189
チュアブル錠……199
注射薬……204
中枢性制吐薬……31
貼付剤……203
腸溶錠……200
鎮暈薬……35
鎮痛補助薬……191
痛風発作予防薬……100

つくしＡ・Ｍ……75
ツベラクチン……70
ツベルミン……70
ディオバン……40, 89
テープ剤……203
テオドール……51, 61
テオドリップ……61
テオフィリン薬……51,
　61
テオロング……51, 61
デカドロン……192
テシプール……142
デジレル……142
デタントール……40, 189
鉄剤……31
テトラサイクリン系薬
　……56
テトラミド……142
テネリア……96
テノーミン……40, 46
テノゼット……84
デパケン……192
デパス……142
デプロメール……137,
　142
デベルザ……96
デュロテップMTパッチ
　……193
デラマニド……70
テリボン……158
テルシガン……61
デルティバ……70
点眼薬……201
点耳薬……201
糖衣錠……199
ドーパミン受容体作動薬

……125
ドーパミン代謝酵素阻害
　薬……125
ドーパミン補充薬……125
ドーパミン遊離促進薬
　……125, 138
トコオール……105
トスキサシン……79
ドセタキセル……29
ドパール……125
ドバストン……125
ドプス……125
トフラニール……142
トミロン……79
ドミン……125
ドラール……33
トライコア……105
ドライシロップ……198
ドライパウダー式吸入剤
　……202
トラゼンタ……96
トラディアンス……96
トラバタンズ……189
トラベルミン……31
トラマール……193
ドラマミン……31
トラムセット……193
トランスポーター阻害薬
　……105
トランデート……41
トリノシン……116
トリプタノール……142,
　192
トリモール……125
トルソプト……189
ドルナー……116

トルリシティ……96
トレドミン……142
トレミン……125
トレリーフ……125
トローチ剤……200

な

ナイキサン……100, 151,
　193
内用液剤……201
ナウゼリン……31, 75
ナトリックス……40
ナバゲルンクリーム……146
ナルサス……193
ナルラピド……193
軟膏剤……202
ニコチン酸系薬……105
ニッパスカルシウム……70
ニトロール……45
ニトログリセリン……45
ニトロダームTTS……45
ニトロペン……45
ニバジール……40
ニューキノロン系薬……
　79, 93
乳酸カルシウム……158
ニューロタン……40, 89
尿酸生成阻害薬……100
尿酸排泄促進薬……100
尿酸分解酵素薬……100
尿たんぱく減少薬……89
尿毒素治療薬……89
ヌーカラ……61
ネオイスコチン……70
ネオドパゾール……125
ネオフィリン……51

ネキシウム……74
ネシーナ……96
ネスプ……88
粘膜保護薬……75
ノイエル……75
脳循環・代謝改善薬……
　35, 116, 138
ノバミン……31, 192
ノボラピッド……96
ノボリンR……96
ノルアドレナリン・セロ
　トニン作動性抗うつ薬
　（NaSSA）……142
ノルアドレナリン前駆薬
　……125
ノルバスク……40, 45

は

パーキン……125
パーロデル……125
バイアスピリン……45,
　116, 138
バイエッタ……96
バイカロン……40
ハイゼット……105
ハイペン……23, 29, 100,
　146, 151, 164, 193
バイミカード……40, 45
パ キ シ ル ……31, 137,
　142
バキソ……146
バクシダール……79, 93
パクリタキセル……29
パシーフ……193
バストシリン……79
パセトシン……79

バソメット……40
バソレーター……45
パップ剤……203
パナルジン……45, 116,
　138
バナン……56, 79
パパベリン塩酸塩……
　79
パビナール……193
バファリン……45, 116,
　138
パラアミノサリチル酸カ
　ルシウム……70
バラクルード……84
パラミヂン……100
パリエット……74
ハルシオン……33
バルトレックス……180
パルミコート……51, 61
パルモディア……105
バレオン……79
ピアーレ……84
ヒアルロン酸剤製……146
ピーガード……193
非オピオイド鎮痛薬……
　191
ビグアナイド薬（BG）
　……96
ビクシリン……56, 79
ビクトーザ……96
ビ・シフロール……125
非ステロイド性消炎鎮痛
　薬（NSAIDs）……23,
　27, 73, 100, 151, 193
ビスフォスフォネート製
　剤……27, 158, 159

ビソルボン……51
ビタミン K_2 製剤……158
ビデュリオン……96
ヒデルギン……116
ヒドラ……70
ピバレフリン……189
ビビアント……158
非ピリン系解熱鎮痛薬……23
ビブラマイシン……56
ヒベルナ……31
ヒポカ……40
ヒューマカートR……96
ヒュミラ……152
ピラジナミド……70
ピラマイド……70
ピリン系解熱鎮痛薬……
　23
ピレチア……31
ピロリ除菌薬……75
ビンクリスチン……29
ビンデシン……29
ビンブラスチン……29
5-HT_3受容体拮抗薬……31
ファスティック……96
ファセンラ……61
ファムビル……180
フィブラート系薬……
　105
フィブラストスプレー
　……184
フィルムコーティング錠
　……199
フェブリク……100
フェロミア……31
フエロン……84
フェンタネスト……193

フェントステープ……193
フォサマック……27, 158
フォシーガ……96
フォスブロック……89
フォルテオ……158
副腎皮質ホルモン剤……27
ブスコパン……79
付着錠……200
ブチロフェノン系抗精神病薬……138
プラザキサ……116
プラスター剤……203
プラビックス……45, 116, 138
プラリア……158
フランドル……45
フランドルテープ……45
プリンペラン……31, 75
フルイトラン……40
プルゼニド……29, 192
フルタイド……51, 61
ブルフェン……27, 146, 151
フルマーク……79
プレタール……45, 116, 138
プレドニゾロン……27, 51, 152, 192
プレドニン……27, 51, 152, 192
プレミネント……41
プログラフ……152
プロサイリン……116
プロスタグランジン製剤……75

プロスタンディン軟膏……184
ブロチン……51
プロテカジン……75
プロトンポンプ阻害薬……74
プロブコール……105
プロプレス……40, 89
プロマック……75
プロミド……75
ブロメライン軟膏……184
フロモックス……56, 79
プロレナール……164
粉末……198
噴霧剤……202
ベイスン……96
ペガシス……84
ペグイントロン……84
ベザトール SR……105
ベダキリンフマル酸塩……70
ペニシリン系薬……56
ベネシッド……100
ベネット……27, 158
ベネトリン……61
ベハイド……40
ヘプセラ……84
ベムリディ……84
ペリシット……105
ペルサンチン……46, 89
ペルジピン……40
ベルソムラ……33
ヘルベッサー……40, 45
ペルマックス……125
ペングット……79

ベンザリン……33
ベンゾジアゼピン系抗不安薬……142
ベンゾジアゼピン受容体作動薬……36
ペントシリン……56
ベントス……189
ペントナ……125
便秘予防薬……192
房水生産抑制薬……189
房水排泄促進薬……189
ホクナリン……61
ホスレノール……89
ボナロン……158
ボノサップ……75
ボノテオ……27, 158
ボルタレン……23, 27, 100, 146, 151, 193
ボルタレンゲル……146
ボルタレンテープ……146
ポルトラック……84
ポンタール……23, 27, 146, 151
ボンビバ……27, 158

ま

マーズレン S……75
マーロックス……75
マイスリー……33
マグミット……29
マグラックス……29, 192
マクロライド系薬……56
末梢性制吐薬……31
マドパー……125
マリゼブ……96
マンニットール……120

ミオコール……45
ミカムロ……41
ミカルディス……40, 89
ミケラン……40, 46, 189
ミコブティン……70
ミコンビ……41
ミニプレス……40
ミノマイシン……56
ミリステープ……45
ミルセラ……88
ムコサール……51
ムコスタ……75
ムコソルバン……51
ムコダイン……51
ムコフィリン……51
メイアクト MS……79
メインテート……40, 46
メキシチール……96, 192
メサフィリン……75
メタクト……96
メチエフ……61
メトグルコ……96
メネシット……125
メバロチン……105
メプチン……61
メマリー……137
メラトニン受容体作動薬
　……33
メリシン……79
メリスロン……35
モービック……146, 151
モーラステープ……146
モーラスパップ……146
モニラック……84
モルヒネ塩酸塩「DSP」、
　「シオノギ」……193

モルペス細粒……193

や
ユーパスタ軟膏……184
ユーロジン……33
ユナシン……79
ユニコン……51
ユニシア……41
ユニフィル LA……51, 61
ユベラ N……105
ユリノーム……100
溶解錠……201
抑肝散……138
四環系抗うつ薬……142

ら
ラキソベロン……29
ラクツロース……84
ラシックス……89
裸錠……199
ラスリテック……100
ラニラピッド……31
ラピアクタ……65
ラベキュア……75
ラベファイン……75
ランサップ……75
ランタス……96
リーゼ……142
リーバクト……84
リーマス……142
リウマトレックス……152
リオナ……89
リキスミア……96
リクシアナ……116
リクラスト……158
リザベン……61

リスパダール……138
リスミー……33
利胆薬……79
利尿薬……40
リバオール……84
リバスタッチ……137
リバロ……105
リピディル……105
リピトール……105
リファジン……70
リファブチン……70
リファンピシン……70
リフレックス……142
リボール……100
リポクリン……105
リポバス……105
リマチル……152
硫酸カナマイシン……70
硫酸ストレプトマイシン
　……70
リリカ……193
リルテック……131
リレンザ……65
リン酸コデイン ……29,
　193
リンデロン……152, 192
リントン……138
ループ利尿薬……89
ルーラン……138
ルジオミール……142
ルセフィ……96
ルネトロン……89
ルプラック……89
ルボックス……31, 137,
　142
ルミガン……189

レキップ……125
レクサプロ……137, 142
レスキュラ……189
レスリン……142
レダマイシン……56
レナジェル……89
レナルチン……84
レニベース……40
レペタン……29
レベトール……84
レボドパ賦活型……125
レミケード……152
レミニール……137
レメロン……142
レンドルミン……33
ローガン……41
ローコール……105
ロカルトロール……89,
　158
ロキソニン……23, 27, 29,
　100, 146, 151, 164, 193
ロキソニンテープ……146
ロキソニンパップ……146
ロコアテープ……146
ロコルナール……46
ロゼレム……33
ロトリガ……105
ロプレソール……40
ロメバクト……79
ロルカム……146
ロルレコ……105
ロンゲス……40

ワソラン……45
ワンアルファ……89, 158

わ

ワーファリン……116
ワイパックス……142

著者紹介

苛原 実（いらはら みのる）

いらはら診療所院長、医学博士。1994年千葉県柏市でいらはら整形外科を開業。1997年千葉県松戸市に「いらはら診療所」を開設。入院を嫌がる骨折患者への往診をきっかけに、思いがけず在宅医療の世界へ。以降、県内で訪問看護、リハビリテーション、老人ホーム等の事業を展開しながら、訪問診療を続ける。在宅ケアを支える診療所・市民全国ネットワーク前会長。
著書に『介護のための薬の事典』（ナツメ社）、『訪問医が見た男の介護・女の介護──夫婦の老後は「語らい」が決める』（洋泉社）、『認知症サポートハンドブック 認知症の世界へようこそ──家族、医師、看護師、介護士などサポートチームづくりのために』（ヒポ・サイエンス出版）など。

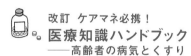

改訂 ケアマネ必携！
医療知識ハンドブック
──高齢者の病気とくすり

2020年7月10日　発行

著者　　　苛原実
発行者　　荘村明彦
発行所　　中央法規出版株式会社
　　　　　〒110-0016　東京都台東区台東3-29-1　中央法規ビル
　　　　　営　業　　TEL03-3834-5817　FAX03-3837-8037
　　　　　取次・書店担当　TEL03-3834-5815　FAX03-3837-8035
　　　　　https://www.chuohoki.co.jp/

印刷・製本　　西濃印刷株式会社
カバーデザイン　渡邊民人（TYPEFACE）
本文デザイン　　森田祥子（TYPEFACE）
イラスト　　　　小牧良次（本文）／須山奈津希（カバー・本文）／堀江篤史（本文）

ISBN978-4-8058-8170-5